DES
FIÈVRES
INTERMITTENTES ET CONTINUES,

PAR

RAYMOND FAURE,

DOCTEUR-MÉDECIN, MEMBRE DE LA LÉGION-D'HONNEUR, CHEVALIER DE L'ORDRE DE CHARLES III D'ESPAGNE, DE L'ORDRE DU SAUVEUR DE LA GRÈCE, MÉDECIN ET PROFESSEUR DE PATHOLOGIE INTERNE A L'HÔPITAL MILITAIRE D'INSTRUCTION DE STRASBOURG, MEMBRE RÉSIDANT DE LA SOCIÉTÉ DE LA FACULTÉ DE MÉDECINE DE LA MÊME VILLE, CORRESPONDANT DE LA SOCIÉTÉ ROYALE DE MÉDECINE ET DE L'ACADÉMIE DES SCIENCES, BELLES-LETTRES ET ARTS DE BORDEAUX, DE L'ACADÉMIE ROYALE D'HISTOIRE DE MADRID.

> La question des fièvres étant fondamentale en médecine, il importe que leur doctrine subisse toutes les réformes dont elle est susceptible, ou que l'erreur en soit bannie avec plus de soin. F.

DEUXIÈME PARTIE.

FIÈVRES CONTINUES.

PRIX: 3 FR. 50 C.

A PARIS,

CHEZ J. B. BAILLIÈRE, LIBRAIRE DE L'ACADÉMIE DE MÉDECINE, RUE DE L'ÉCOLE-DE-MÉDECINE, 13 (*bis*).

A STRASBOURG,

CHEZ DERIVAUX, LIBRAIRE, RUE DES HALLEBARDES, 23;

ET A MONTPELLIER,

CHEZ CASTEL, LIBRAIRE, GRAND'RUE, 30.

1838.

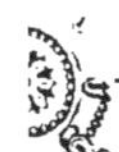

DES

FIÈVRES

INTERMITTENTES ET CONTINUES,

PAR

RAYMOND FAURE,

DOCTEUR-MÉDECIN, MEMBRE DE LA LÉGION-D'HONNEUR, CHEVALIER DE L'ORDRE DE CHARLES III D'ESPAGNE, DE L'ORDRE DU SAUVEUR DE LA GRÈCE, MÉDECIN ET PROFESSEUR DE PATHOLOGIE INTERNE A L'HÔPITAL MILITAIRE D'INSTRUCTION DE STRASBOURG, MEMBRE RÉSIDANT DE LA SOCIÉTÉ DE LA FACULTÉ DE MÉDECINE DE LA MÊME VILLE, CORRESPONDANT DE LA SOCIÉTÉ ROYALE DE MÉDECINE ET DE L'ACADÉMIE DES SCIENCES, BELLES-LETTRES ET ARTS DE BORDEAUX, DE L'ACADÉMIE ROYALE D'HISTOIRE DE MADRID.

> La question des fièvres étant fondamentale en médecine, il importe que leur doctrine subisse toutes les réformes dont elle est susceptible, ou que l'erreur en soit bannie avec plus de soin.   F.

DEUXIÈME PARTIE.

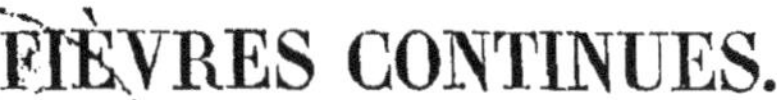

FIÈVRES CONTINUES.

PRIX : 3 FR. 50 C.

A PARIS,

CHEZ J. B. BAILLIÈRE, LIBRAIRE DE L'ACADÉMIE DE MÉDECINE, RUE DE L'ÉCOLE-DE-MÉDECINE, 13 (bis).

A STRASBOURG,

CHEZ DERIVAUX, LIBRAIRE, RUE DES HALLEBARDES, 23;

ET A MONTPELLIER,

CHEZ CASTEL, LIBRAIRE, GRAND'RUE, 30.

1838.

STRASBOURG, IMPRIMERIE DE G. SILBERMANN.

AVANT-PROPOS.

Quatre ans se sont écoulés depuis la publication de la première partie de cet ouvrage, qui traite des fièvres intermittentes. L'attention des médecins s'est de plus en plus fixée sur la fréquence des affections du canal intestinal dans les maladies qu'on désignait sous le nom de *fièvres continues*, soit pour nier, soit pour affirmer l'importance et la priorité de ces lésions locales dans ces maladies. Par ses symptômes, le choléra eût pu rappeler à l'observation des désordres de l'appareil digestif, dans les maladies aiguës, si c'eût été nécessaire; mais on ne pouvait sitôt se relâcher dans l'habitude prise des recherches d'anatomie pathologique pour compléter les observations cliniques; et le choléra, par la promptitude de la mort qu'il occasionnait, et l'insuffisance des traces qu'il laissait sur les cadavres pour en rendre raison, eût pu produire l'effet contraire, en ramenant au vitalisme. Toutefois, des faits incompréhensibles jusqu'à un certain point, et fort rares ou passagers, ne sauraient anéantir des notions d'autant plus précieuses, qu'elles seules peuvent conduire à d'autres vérités, en fortifiant l'esprit humain dans sa marche et dans ses principes. L'impulsion communiquée à la science par les observateurs modernes est si forte, qu'elle entraîne dans cette nouvelle route du vrai les corporations habituées à ralentir l'ardeur pour la nouveauté au profit de la certitude des notions acquises. L'Académie des sciences de l'Institut de France mit au concours, pour l'année 1835, les questions suivantes :

« Déterminer quelles sont les altérations des orga-
« nes dans les maladies désignées sous le nom de *fièvres*
« *continues*.

« Quels sont les rapports qui existent entre les symp-
« tômes de ces maladies et les altérations observées.

« Insister sur les vues thérapeutiques qui se dé-
« duisent de ces rapports. »

C'était vouloir faire tourner directement au profit de la médecine pratique les connaissances qu'on possédait en anatomie pathologique et celles qu'on devait s'efforcer d'acquérir, en même temps qu'une réponse formelle devait diminuer les dissidences et les incertitudes qui résultaient de l'abondance même des nouvelles données scientifiques. On trouvait si précieux les matériaux qu'on recueillait dans des recherches plus attentives, que, ne pouvant consentir à les réduire, on les publiait eux-mêmes en entier. L'embarras de semblables richesses dut bientôt être grand; et maintenant ce n'est pas trop dire que d'assurer qu'il n'existe plus un ouvrage classique sur les fièvres, dans lequel les étudiants en médecine puissent prendre une juste idée des maladies de ce genre du type continu. S'il importe de faire connaître les faits particuliers sur lesquels doivent reposer les opinions médicales, lorsque ceux-ci sont assez nombreux, il n'est pas moins utile de les résumer pour en avoir la substance. Ces conséquences précieuses seront d'autant plus faciles à conserver que le raisonnement aura été plus employé à les déduire, ou que la réflexion les aura montrées plus intelligibles.

Le point de vue d'où je suis parti pour apprécier les mêmes faits est différent de celui où se trouvent placés les médecins de Paris. J'ai observé dans les contrées méridionales de la France et de l'Europe ce qu'ils ont vu dans notre capitale. C'est à Montpellier que j'ai écrit en grande partie ce que je publie à Strasbourg; non que je déclare avoir agi sous l'influence des doctrines qu'on y professe; je veux seulement faire remarquer que c'est, encore pénétré des sensations qu'on éprouve dans les climats chauds de l'Europe, que j'ai essayé de retracer les faits dont je venais d'être témoin; plus tard et dans ma nouvelle résidence en Alsace, les impressions que j'avais reçues auraient pu être affaiblies ou presque effacées par une nouvelle manière d'être.

Le lecteur est prié de tenir compte de ces circonstances d'où peut venir le mérite de ce travail s'il en a.

1.

RÉPONSE

A UNE OBJECTION SUR CE QUI PRÉCÈDE.

J'avais dit dans la première partie de ce travail,
publiée en 1833, que la chaleur solaire était la cause
du retour des accès de fièvre intermittente vers le
milieu de la journée, aussi bien qu'elle est, dans la
plupart des cas, leur cause productrice. Quelques
journaux de médecine de Paris objectèrent que cette
explication n'était applicable qu'aux accès quotidiens,
et qu'elle ne pouvait rendre raison ni des accès de
fièvre tierce, ni des accès de fièvre quarte, etc. J'a-
vais prévu qu'on pourrait m'opposer cette réflexion ;
j'avais jugé devoir m'abstenir d'y répondre, croyant
qu'en s'y arrêtant un moment, on verrait qu'elle était
moins fondée qu'on ne le penserait d'abord, et que
lorsqu'on écrit, il ne fallait pas vouloir tout dire.
Mais puisqu'il le faut, je ferai observer que si les
fièvres intermittentes consistent dans un trouble du
système nerveux, produit le plus souvent par l'action solaire, l'excitabilité de ce système, qui s'épuise
dans les accès, se répare dans leur intervalle et
devient ainsi capable de donner lieu de nouveau
aux mêmes phénomènes qui sont dès lors pério-
diques. Si l'excitabilité est assez grande ou se répare assez promptement, la même cause pourra
chaque jour faire naître le même trouble chez le
fébricitant. Si l'excitabilité est moindre ou moins
prompte à se réparer, la même cause, l'action solaire, ne fera qu'en deux jours ce qu'elle produirait

en un dans le cas dont je viens de parler, et il en
faudra trois, comme dans les fièvres quartes, si le
corps, affaibli par chaque accès, se refait plus lentement dans le calme qu'ils lui laissent, ou si la cause
qui excite ce trouble est moins active à le produire.
Aussi, pourrait-on énoncer, si l'on voulait mettre en
rapport les divers degrés d'intensité des causes qui
produisent les accès de fièvre intermittente et leurs
effets respectifs, que les fièvres quotidiennes ont lieu
chez les individus les plus excitables par l'action solaire et lorsque cette action est la plus forte; que les
fièvres tierces supposent ces deux causes ou éléments
un peu moindres, puisqu'il faut plus de temps pour
que leur action devienne efficace; et que les fièvres
quartes indiquent une disposition et une cause moindres encore, puisque celle-ci a besoin de s'ajouter
trois fois à elle-même pour produire le même résultat. C'est, en effet, lorsque les chaleurs sont moins
fortes, c'est-à-dire, dans la saison de l'automne, que
les fièvres quartes deviennent plus communes, et
que les fièvres des autres types revêtent celui-là.
Ainsi, la fièvre quotidienne est plus aiguë, si l'on
peut ainsi parler, que la fièvre tierce, et celle-ci que
la fièvre quarte. La fièvre quotidienne est aussi plus
près d'être continue, et si ce n'est pas toujours le
type quotidien que prennent les fièvres intermittentes pernicieuses, c'est souvent parce que leurs accès
se prolongent de manière à n'être pas finis vers le
milieu du jour qui suit leur apparition. Mais on ne
niera pas que les fièvres intermittentes pernicieuses
tendent à devenir subintrantes, c'est-à-dire, à ne pas
laisser d'intervalle entre leurs accès, l'un commen-

çant avant que l'autre soit fini. Vers la terminaison funeste de ces maladies, il n'est pas même toujours possible de distinguer des accès qui n'étaient que trop évidents dès le principe.

Mais nous pourrions aussi faire la remarque qu'à raison de leur résidence dans une ville où les fièvres intermittentes sont rares et peu intenses, les médecins de Paris peuvent moins que d'autres juger ce qu'on écrit sur ces maladies, puisque les occasions de les observer leur manquent. C'est une vérité dont il serait bon que fussent pénétrés les étudiants qui prennent leurs grades dans la faculté de cette capitale, pour aller exercer la médecine au loin, et surtout dans le midi de la France ou de l'Europe. Car, peu avertis de ce qu'ils doivent y rencontrer, ils peuvent être moins prompts à le saisir, et acquérir chèrement, à leur tour, une expérience que la publication d'ouvrages consciencieux devait leur épargner ou leur abréger. Nous verrons que ce n'est pas le seul genre de maladie qui puisse donner lieu à cette réflexion; elle est encore très-fondée lorsqu'on l'applique à l'entérite aiguë.

Je crois devoir m'abstenir de parler ici de la marche intermittente des maladies, ou de leur intermittence comparée à leur continuité plus fréquente encore; cette question de pathologie générale, que j'ai traitée ailleurs, ajouterait peu au mérite d'un ouvrage pratique, dans lequel je puis dire avoir assez accordé d'attention aux idées théoriques, lorsque le sujet l'exigeait.

DES FIÈVRES

INTERMITTENTES ET CONTINUES.

DEUXIÈME PARTIE.
FIÈVRES CONTINUES.

CHAPITRE PREMIER.

CONSIDÉRATIONS GÉNÉRALES.

En commençant la seconde partie de ce travail,
il peut ne pas être inutile de dire encore un mot de
la lésion d'une des grandes propriétés de la vie, qui
nous a beaucoup occupés jusqu'à présent, ou de la
calorification. Après avoir considéré ses altérations
dans les fièvres intermittentes, il nous sera peut-
être plus facile de les apprécier dans les affections
qu'on désignait sous le nom de *fièvres continues*.

PREMIÈRE SECTION.

Altération en moins de la calorification, ou frisson.

Presque toutes les maladies aiguës commencent
par un frisson. Nous avons déjà vu (page 71) qu'on
ne pouvait pas toujours considérer cette sensation
comme produite par une accumulation des forces
de la périphérie du corps vers un point plus ou
moins voisin du centre, pour déterminer une in-

flammation; car, dans les fièvres intermittentes où le froid est plus prononcé que dans d'autres maladies, nous avons été conduits à penser qu'il y avait moins, ou même qu'il n'y avait pas d'inflammation. Nous avons dû alors envisager le froid seulement comme une altération, comme une interruption plus ou moins marquée de la calorification. Le frisson serait-il d'une autre nature au commencement des maladies aiguës? Je ne le pense pas, quoique ces affections consistent souvent dans des inflammations. Il est probable que la cause du mal, quelle qu'elle soit, venant à agir sur un organe, de manière à produire une maladie, le système nerveux en est affecté, troublé dans sa fonction calorigène, et que ce trouble, susceptible de se montrer de nouveau les jours suivants, si la cause du mal agit encore ou se fait sentir à un degré plus intense, est suivi d'une réaction ou d'une chaleur dont la durée constitue à peu près celle des maladies aiguës. Tant qu'elle souffre le froid, l'économie vivante peut donc être considérée comme passive, ou subissant une impression qui triomphe, au moins momentanément, des forces de la vie.

Toutefois, il faut observer qu'il est des organes, ou des surfaces, dont l'affection est plus capable de produire ce phénomène, non-seulement dans le principe de l'état pathologique, mais encore pendant une grande partie de sa durée ou de ses périodes; telles sont les membranes muqueuses pituitaire, pharyngienne, laryngienne et bronchique. On sait que les maladies catarrhales dont elles sont le siége, sont souvent accompagnées de frissons, susceptibles de renaître sans donner lieu à des accès fébriles et quoique ces lésions n'aient rien de grave. Il est des inflammations dont le commencement et le cours sont moins remarquables que la fin, pour offrir cette altération en moins d'une des fonctions les plus importantes de la vie, dont elle peut servir à faire mesurer l'énergie ; telles sont la pleurésie et la péritonite. Mais il faut remarquer que si ces maladies sont souvent accompagnées de frisson et même de froid aux extrémités, vers l'époque de leur terminaison funeste, c'est peut-être parce qu'elles déterminent une abondante exhalation de liquide séro-albumineux ou séro-purulent sur les surfaces qu'elles revêtent, et que là, ces liquides peuvent être absorbés, d'où résulterait leur circulation avec nos humeurs devenues moins propres à stimuler convenablement le système nerveux. Il est d'observation, en effet, que les maladies ou fièvres continues d'une marche aiguë, dans lesquelles des frissons se montrent parfois, ou pendant la durée desquelles la calorification est susceptible de diminuer, de languir, ne sont pas d'une nature franche, car elles semblent consister à la fois et dans une altération des liquides, et dans une altération des solides, sinon dans une lésion grave des centres nerveux. Telles sont la plupart des fièvres éruptives de mauvais caractère, ou qui tendent à une terminaison funeste ; celles qui sont accompagnées de pétéchies, de miliaire ; celles dans lesquelles se montrent les phénomènes nerveux qu'on appelle *ataxiques*. Dans plusieurs de ces affections, il serait difficile de révoquer en doute l'altération maladive des liquides vivants, annoncée par la nature des diverses excrétions, ou par la petitesse, la fréquence, l'irrégularité du pouls, le désordre des fonctions nerveuses, de l'intelligence, des mouvements musculaires. Il suffit quelquefois qu'une membrane séreuse qui vient d'être enflammée soit contiguë à un organe important, pour qu'il en résulte *des frissons*, qui dépendent moins alors de la *résorption du pus*, comme on le disait même avant les travaux des modernes, que de l'influence qu'exerce cette nouvelle manière d'être de la membrane qui a subi l'inflammation sur l'organe qu'elle enveloppe; telle est l'action souvent reconnue de la péricardite, et surtout de l'arachnitis, terminées par suppuration ou par exhalation puriforme, sur le cœur et le cerveau, organes si puissants dans la manifestation des principaux actes de la vie. Nous avons déjà dit que l'engorgement et le ramollissement de la rate étaient des conditions organiques pendant la durée desquelles le frisson des fièvres intermittentes reparaissait avec la plus grande facilité; nous verrons que ces circonstances pathologiques d'un organe dont les fonctions sont obscures, mais dont l'état se lie étroitement aux qualités du sang, ont assez d'influence sur la réaction des maladies aiguës, qu'elles compliquent, sur leur issue, qu'elles contribuent souvent à rendre funeste, pour mériter toute l'attention des praticiens, et entrer comme élément dans leurs déterminations thérapeutiques.

Examinons maintenant d'où provient le *surcroît de chaleur*, qui, dans les maladies ou fièvres continues, est quelquefois si accablant pour les malades.

DEUXIÉME SECTION.

Altération en plus de la calorification.

Nous avons reconnu dans la première partie de
ce travail que la chaleur animale était fournie principalement par le système nerveux qui en opère une
espèce de sécrétion. Les circonstances dans lesquelles
elle se produit le mieux sont les conditions, mais
non les causes immédiates de sa formation. Lors donc
que la chaleur animale s'accroît, c'est bien plutôt
encore parce que le système nerveux est sur-excité,
que parce que le sang circule plus rapidement dans
les vaisseaux, et parce que la respiration est devenue
plus fréquente; car la plus grande rapidité du passage de ce liquide dans les canaux qui le contiennent
ne peut donner lieu au développement du calorique,
et la précipitation de la respiration ne peut davantage
produire à elle seule la chaleur, puisque nous avons
prouvé que la chaleur peut être exaltée chez des malades qui sont privés en grande partie des résultats
de la respiration par la dégénérescence du tissu des
poumons. On concevra mieux encore ce que je veux
expliquer en considérant ce qui se passe chez un
homme qui court ou qui gravit un lieu escarpé :
chez lui il y a, comme chez le malade actuellement
atteint de la fièvre, force et fréquence du pouls,
accélération de la respiration et augmentation de la
chaleur. Pour rendre raison de ces changements, on
pourrait dire que le sang exprimé de l'interstice des
muscles par les contractions musculaires, est arrivé

au cœur en plus grande quantité, que cet organe a
dû se contracter plus souvent pour s'en débarrasser
et le faire circuler, et que la respiration s'est accé-
lérée par la même nécessité de donner un passage
plus rapide au sang à travers les poumons. Mais
quelle est la véritable cause de l'augmentation de la
chaleur en pareil cas? Ce n'est, je pense, ni l'accélération du pouls, ni l'accélération de la respiration.
Il faut remarquer que de grands efforts musculaires
ont été nécessités pour transporter plus rapidement
le corps d'un lieu dans un autre ou sur un site élevé;
une plus grande innervation a été nécessaire, un
plus grand déploiement de la vie ou de ses forces a
dû être fait, et c'est dans cette manifestation plus
grande de la puissance vitale qu'a eu lieu une exhalation plus considérable de chaleur, qui en est,
pour ainsi dire, l'attribut inséparable ou le signe
caractéristique. Que le corps rentre dans le repos,
et aussitôt cette exaltation des principaux actes de
l'économie cesse avec l'excès d'innervation qui l'avait
produite.

Dans la fièvre, les contractions musculaires n'existent pas pour accélérer le cours du sang; mais le
cœur est excité par l'influence nerveuse qui produit
l'augmentation de la chaleur; et comme l'accroissement de température du sang produit l'augmentation
de son volume, ce liquide afflue au cœur en plus
grand volume dans un temps donné, d'où résulte
encore la nécessité des contractions plus fréquentes
de cet organe pour s'en débarrasser et le faire circuler, ce qui entraîne une accélération des mouvements respiratoires. Voilà comment je conçois la

fièvre et ses phénomènes dans le plus grand nombre des cas où elle est active : elle est l'indice d'une forte influence nerveuse, ou d'une augmentation de l'innervation, qui commence par le cœur si l'on veut, mais se propage rapidement au reste du corps; et si ces phénomènes s'enchaînent, c'est-à-dire, si l'augmentation de la chaleur entraîne l'augmentation de la vélocité du sang, et celle-ci une plus grande excitation du système nerveux par le passage plus rapide d'un sang plus oxigéné à travers nos tissus ou nos organes, on peut concevoir que la priorité d'action est au système nerveux, et que la production durable d'une plus grande quantité de chaleur s'opère par lui, l'accélération de la circulation et de la respiration ne faisant ensuite que lui en fournir les moyens.

Ce qui prouve que l'accélération de la circulation n'est pas ce qui donne un surcroît de chaleur aux personnes atteintes de la fièvre, c'est qu'il en est chez lesquelles, le pouls étant très-fréquent, la chaleur baisse même au-dessous de ce qu'elle doit être dans l'état naturel, si l'active influence du système nerveux diminue ou s'altère. La fréquence des pulsations du cœur, qui se rapprochent alors de ce que sont les palpitations de cet organe, semble une série d'efforts d'autant plus répétés de sa part, que chacun d'eux est plus insuffisant pour le débarrasser du sang qu'il contient; car la petitesse et la faiblesse du pouls sont inséparables de son extrême fréquence. On dirait que cet organe chargé de la fonction de pousser et de faire circuler le sang, cherche à suppléer par la multiplicité de ses contractions, à ce qui leur manque en force et en vigueur, tandis que la chaleur baissant au milieu de cette précipitation de débilité, la caractérise de la manière la moins équivoque.

Si, avec l'accélération extrême de la circulation ou des battements du cœur, coïncide ordinairement une diminution de la chaleur, on voit aussi des cas où un ralentissement remarquable du pouls n'influe en rien sur la température du corps, qui persiste dans son état naturel; nouvelle preuve de l'isolement dans lequel la calorification peut être de la circulation. Depuis le mois de septembre 1832 jusqu'au mois de janvier 1833 inclusivement, plus de cent cinquante militaires atteints d'ictère ou de jaunisse, furent reçus à l'hôpital Saint-Éloi de Montpellier. Le ralentissement ou la rareté du pouls, qui est un caractère de cette maladie dans son état de simplicité, existait chez plus des trois quarts de ces malades : quoique jeunes, ils n'avaient que cinquante, quarante ou même trente pulsations par minute; chez aucun d'eux on ne s'est aperçu que cette diminution bien remarquable de la vélocité du sang ait fait subir le moindre changement à la température du corps; et s'ils n'avaient pas de chaleur fébrile, encore moins avaient-ils des frissons; leur température restait constamment naturelle, quoique cet état durât pendant des semaines, rarement pendant un mois[1].

---

[1] Ce caractère constant du pouls dans l'ictère simple que je n'ai vu indiqué dans aucun auteur, et que je n'avais jamais remarqué avant que le professeur Tourdes, de Strasbourg, arrêtât mon attention sur cette particularité, est important à noter, surtout à une époque où l'on cherche à modérer la réaction dans les maladies en enchaînant les battements du cœur. Si l'on connaissait le moyen de produire l'ictère à volonté, il pourrait beaucoup mieux valoir, pour opérer un tel effet, que l'administration de l'émétique à haute dose, et offrir moins d'inconvénients.

Une plus grande production de chaleur, occasionnée principalement par l'excitation du système
nerveux, est donc ce qu'il y a de primitif dans la
fièvre continue de réaction, comme dans la période
de chaud des fièvres intermittentes. Aussi la fièvre,
qui est forte et soutenue dans la plupart des affections aiguës des organes et des tissus, subit-elle des
modifications, et perd-elle parfois de son énergie,
lorsqu'elle devient le symptôme des maladies dans
lesquelles le système nerveux en souffrance aunonce
une grave complication, s'il n'est lui-même le siége
de la lésion principale, comme nous venons de le
dire.

Toute réaction générale franche, active, qui
marche sans entraves, est donc caractérisée par une
augmentation de chaleur, qui, malgré qu'elle soit
un effort conservateur de la nature, est incommode
pour le malade; et peut devenir dangereuse lorsque
la température atmosphérique est elle-même fort
élevée. Avant de parler des moyens de modérer cette
chaleur morbide, nous avons à considérer des maladies dans lesquelles elle est ordinairement très-
marquée et d'une fort longue durée. Pour juger de
quelle manière elles se développent, et quelle est
la nature de l'ensemble des symptômes qui les caractérisent, nous allons rapidement examiner l'influence des agents physiques généraux sur leur production, c'est-à-dire, indiquer quelles sont les maladies particulières à chaque saison.

CHAPITRE II.

DE L'INFLUENCE DES SAISONS SUR LA PRODUCTION DES MALA-
DIES, OU DES MALADIES PARTICULIÈRES A CHAQUE SAISON.

Pour parvenir à connaître les maladies particulières à chaque saison, et pour apprécier l'influence
de celles-ci sur la production de celles-là, il faut :

1° Soigner des malades toute l'année, et pendant
plusieurs années de suite dans les hôpitaux, car les
comparaisons y sont beaucoup plus faciles à établir
comme les résultats à constater.

2° Après avoir répété suffisamment des observations de ce genre dans un lieu et dans un climat
déterminés, il faut aller les faire dans d'autres lieux
et dans d'autres climats, pour voir s'il n'en résul-
tera pas des différences importantes à noter.

3° Pour bien saisir ces différences, il faut que les
malades offrent, autant que possible, les mêmes
conditions premières, et que, dans leur nouvelle position, ils n'aient changé que de résidence et de climat. Or, les militaires forment, ce semble, une classe
d'hommes dans laquelle un observateur attentif peut
le mieux trouver la réunion de ces circonstances,
que le hasard seul ne pourrait produire; à peu près
du même âge, logés, nourris et vêtus de la même
manière, soumis aux mêmes exercices, exposés aux
mêmes dangers, à supporter les mêmes privations,
à commettre les mêmes excès, à éprouver les mêmes
passions, ils doivent offrir au médecin les meilleures
occasions de constater l'influence des agents physi-

ques, ou des climats et des saisons, sur l'économie vivante. mais lorsqu'on veut n'affirmer qu'avec vérité dans l'exposition de faits de ce genre, c'est-à-dire dans l'appréciation des maladies particulières à chaque saison, il faut savoir s'abstenir d'entrer dans des détails qui ne peuvent offrir aucune constance, qui ne peuvent se présenter que fortuitement, au lieu d'être amenés d'une manière presque nécessaire. L'expérience fait voir que les nuances sont fugitives, et qu'il n'y a de réel, de constant, que les effets les plus prononcés, ou que les phénomènes pathologiques offerts par les masses. C'est au petit nombre de vérités incontestables qui résultent ainsi de l'observation rigoureuse, que nous tâcherons de nous borner.

Au PRINTEMPS règnent les maux de gorge, les affections aiguës de poitrine, qui se manifestent, non-seulement parce que la douceur comparative de la température est interrompue par des vents froids qui sont comme des retours de l'hiver, mais encore parce que, dans cette saison, les organes de la poitrine reçoivent un surcroît de vie qu'on n'exprimerait que d'une manière insuffisante ou même inexacte, en disant que le sang s'y porte alors en plus grande quantité. Cette *vis insita,* qui anime les organes respiratoires et vocaux, unis par une si étroite sympathie avec les organes générateurs, s'annonce dans toute la nature par le chant des habitants de l'air, et par une plus grande propension à l'union des sexes. Un certain nombre de phthisiques qui ont traversé l'hiver avec peine, meurent alors par les progrès naturels de leur mal ; mais il en est aussi qui succombent avec quelque promptitude à cette époque de l'année, à cause de la plus grande excitation de leurs organes pulmonaires, qui ne peut avoir alors d'autres résultats que de hâter la désorganisation de leur tissu.

Les fièvres intermittentes qui se montrent au printemps sont ordinairement des rechutes de celles qui avaient existé pendant l'hiver. Les fièvres intermittentes printannières sont rares et éphémères, et le mois de mai voit toujours diminuer le nombre des maladies dans notre hémisphère. En effet, celles de l'hiver sont terminées ou ne se produisent plus (*les maladies qui augmentent dans l'hiver doivent finir dans l'été ; celles qui se multiplient l'été doivent s'arrêter l'hiver ;* Hippocrate, *De la nature de l'homme*[1]) ; celles de l'été ne se développent pas encore : sous l'influence d'une température de 16 à 18 degrés de Réaumur, qu'on peut regarder comme la plus favorable à la santé, les organes respiratoires se dilatent avec une sensation réelle de bien-être : l'appareil digestif ne fait jamais mieux ses fonctions ; c'est le moment de l'année où les hôpitaux militaires se vident presque entièrement des malades atteints d'affections internes.

Au retour des chaleurs, quelques sujets jeunes et

---

[1] « Les pleuro-pneumonies ne se montrent pas avec une égale « fréquence dans toutes les saisons. C'est pendant le printemps « qu'elles sont plus communes. Les mois de mars, d'avril et de mai « sont ceux où chaque année nous en observons un plus grand « nombre dans les hôpitaux et en ville. A cette classe de maladies « nous voyons constamment succéder, pendant l'été, un grand « nombre d'inflammations intestinales. » (Andral, *Clinique médicale*, tom. III ; *Maladies de poitrine; Résumé* ou *Histoire générale de la pleuro-pneumonie*, p. 503, 3ᵉ édition.)

vigoureux éprouvent des dérangements dont les symptômes sont ceux de la pléthore sanguine, ou même de la fièvre inflammatoire. La face est souvent rouge et vultueuse, la tête douloureuse, une courbature se fait vivement sentir dans les reins et les membres, le pouls plein et vif, peut être accéléré et devenir fébrile. Cette excitation du système nerveux cérébro-spinal et du système sanguin, produite autant par l'action d'une vive lumière répandue dans l'air, que par l'élévation de la température atmosphérique, peut être abrégée par des hémorrhagies nasales, fréquentes à cette époque de l'année. Si cet état de trouble de la santé ne mérite pas le nom de maladie, il annonce du moins que le corps de l'homme subit un changement réel, qui le dispose à éprouver plus tard l'entérite aiguë, la dysenterie, des fièvres intermittentes; car il faut, comme il a été dit à la page 77 et suivantes (première partie), que les chaleurs de L'ÉTÉ aient duré un certain temps pour produire en nous ces affections beaucoup mieux caractérisées, et susceptibles de devenir mortelles.

L'entérite se manifeste par une fièvre ou réaction générale plus ou moins intense et continue, susceptible d'être compliquée de délire dans ses progrès, plus encore à raison de l'influence sympathique que les viscères abdominaux enflammés exercent sur l'encéphale, que parce que celui-ci a été surexcité par la même cause. Cette affection, d'une marche assez égale et graduelle, soit que les symptômes augmentent ou diminuent, ne devient guère funeste avant trois semaines de durée, lorsqu'elle est traitée

2.

convenablement. Pendant tout ce temps, la chaleur de la peau et la fréquence du pouls sont ordinairement au-dessus du type physiologique; la soif est vive, la langue souvent sèche, le malaise considérable, et la sensation du froid, ce que les malades désirent le plus : voilà sous quelles causes générales se développe ordinairement l'inflammation de l'intérieur de l'estomac et de l'intestin grêle.

J'ai dit aux pages 67, 77 et 109 quelles étaient les modifications nécessaires dans leur action, pour qu'il en résultât de nombreuses fièvres intermittentes, et des dysenteries qui marquent la fin de l'été dans notre zône tempérée. Entre les tropiques, la chaleur des jours contraste assez toute l'année avec la fraîcheur des nuits, qui leur sont presque égales en durée, pour que les Européens qui voyagent dans ces contrées soient fréquemment affectés de dysenteries graves, lors même qu'ils s'abstiennent des fruits et des boissons froides dont la chaleur excessive porte à faire usage et même abus.

L'AUTOMNE, les diarrhées et les dysenteries se prolongent, si elles ne naissent en certain nombre, ainsi que les fièvres intermittentes. Celles-ci récidivent et deviennent encore, ou même plus facilement, pernicieuses, si la chaleur atmosphérique se fait vivement sentir au milieu de la journée. La rate engorgée fait que les fébricitants sentent davantage les premiers froids; leur teint reste pâle ou couleur de paille, le ventre gros avec tendance à l'hydropisie et à l'anasarque.

L'entérite a diminué avec les chaleurs de l'été. Toutefois, l'influence de la température élevée de cette saison semble avoir encore des effets tardifs ou subséquents, jusqu'à une époque assez avancée de l'automne. Pour peu que d'autres causes congénères viennent ajouter à la disposition que la chaleur atmosphérique avait fait naître, on voit encore l'entérite se réaliser chez quelques sujets; et si les symptômes qui lui sont propres offrent moins de développement, les complications qui peuvent naître de l'engorgement de la rate, des phlegmasies pectorales, de la diarrhée, y suppléent assez malheureusement pour rendre l'entérite encore mortelle.

Les phlegmasies chroniques des poumons qui ont traversé la belle saison sans se terminer d'une manière favorable, ne peuvent qu'être exaspérées par les approches de l'hiver, où la transpiration cutanée diminue en même temps qu'un air froid s'introduit dans les ramifications des bronches. Un grand nombre des maladies de poitrine qui datent du printemps ont alors une funeste issue; c'est-à-dire, vers la *chute des feuilles,* comme on le remarque communément; les premières gelées, la pluie et les vents déjà froids, étant, en effet, ce qu'il y a de plus capable de dépouiller les arbres et de hâter la fin malheureuse des inflammations désorganisatrices des poumons. Les douleurs qui peuvent naître ou s'accroître par la diminution des fonctions de la peau sont susceptibles de se manifester ou de se réveiller alors. Aussi l'automne, héritant de quelques maladies de l'été, passées à l'état chronique, et servant elle-même de transition à la saison de l'hiver, moins favorable à la vie, est-elle moins remarquable par l'absence des maux que la dernière période du printemps, époque où la nature se ranime sous l'influence d'un soleil qui n'est guère que bienfaisant.

Toutefois, lorsque la température de l'atmosphère se maintient en automne entre 14 et 18 degrés de Réaumur, on voit encore les hôpitaux militaires se vider assez promptement d'une grande proportion de leurs malades, qui ne seront qu'en très-petit nombre pendant l'hiver.

Alors, c'est-à-dire en HIVER, les maladies dangereuses du tube digestif ne se développent presque plus : c'est le règne des coriza, des rhumes, des catarrhes bronchiques et intestinaux, des maladies aiguës et chroniques de la poitrine, produites par un air froid, principalement dans les contrées où son abaissement de température n'est pas assez considérable pour le priver d'humidité. En venant du nord de l'Europe en France pendant l'hiver, on peut traverser toute l'Allemagne sans entendre tousser ses robustes habitants, parce que le froid est assez intense dans ces contrées pour être durable et faire prendre des précautions efficaces afin de s'en garantir. Dès qu'on a passé le Rhin, on voit les populations atteintes de rhumes, d'autant plus, qu'on avance davantage vers les pays où les froids de l'hiver sont entremêlés de pluies plus ou moins fréquentes et abondantes. Ces deux grandes causes réunies, le froid et l'humidité, après avoir donné lieu au développement de la constitution scrophuleuse chez un grand nombre d'individus, viennent encore, par leur action répétée, produire de nombreuses maladies de poitrine, qui, même sans de telles dispositions, ne sont que trop capables d'entraîner la dégénérescence tuberculeuse des organes pulmonaires, terminaison funeste et trop ordinaire de maladies thoraciques qui n'avaient d'abord paru que légères. Ainsi, les affections de poitrine, si elles ne sont aussi nombreuses, sont du moins aussi particulières à la saison de l'hiver que les maladies aiguës de l'appareil digestif l'étaient à la saison des chaleurs : ce qui conduirait à penser, si on ne le savait par expérience, que les voyageurs qui vont parcourir ou habiter les pays chauds, ont à redouter les maladies du ventre, comme ceux qui vont dans les pays où règne un froid humide, sont exposés aux maladies de poitrine, sans préjudice des affections du système nerveux cérébral, que les premiers peuvent éprouver par l'action d'une trop forte chaleur, et les seconds par celle d'un froid trop intense, non moins capable d'affecter dangereusement la sensibilité, et de porter le trouble dans l'économie.

J'aurais pu dire que la rougeole et la scarlatine, qui affectent les organes respiratoires en même temps que les muqueuses supérieures et les téguments, sont plus susceptibles de devenir épidémiques l'hiver que l'été, dans les pays froids que dans les pays chauds, ce qui ne laisse pas d'être remarquable, puisque c'est l'inverse de ce qu'offrent les autres maladies contagieuses. J'eusse pu faire remarquer que la variole sévit ordinairement l'été, les rhumatismes inflammatoires au printemps, le scorbut l'hiver, la fièvre jaune à la fin de l'été ou au commencement de l'automne, lorsqu'elle se manifeste en Europe; les oreillons, l'orchite spontanée au printemps. Mais, excepté la fièvre jaune, qui semble ne pouvoir exister qu'avec une température atmosphérique élevée, toutes les maladies que je viens de nommer, sans en excepter les érysipèles, se montrent souvent si indépendantes des saisons et si peu constantes à se développer sous les mêmes conditions atmosphériques, que ce serait s'abuser que de vouloir les y rattacher comme des effets ordinaires, ou même comme des phénomènes accessoires. L'esquisse que je viens de tracer des maladies les plus familières à chaque saison, suffit d'ailleurs au but que je me propose; j'ai désiré mentionner d'abord à la place qu'elle occupe l'entérite aiguë, qu'il importe d'étudier spécialement, s'il est vrai que la connaissance de cette affection renferme en elle-même une partie des notions qu'on avait autrefois sur les fièvres essentielles, et les remplace avec avantage. Après avoir traité assez longuement des fièvres intermittentes, il faut donc aborder l'importante question des fièvres continues, qu'on ne peut plus désigner aujourd'hui sous ce nom; et, pour l'approfondir, reprendre en sous-œuvre ce que nous avons dit de l'entérite aiguë afin de le développer.

CHAPITRE III.

DE L'ENTÉRITE AIGUE.

PREMIÈRE SECTION.

De ses causes.

Nous avons classé cette maladie au nombre de celles de l'été. En effet, c'est pendant cette saison que nous l'avons toujours vue se développer de préférence et presque uniquement dans le midi de la France et de l'Europe. Si des exemples s'en sont montrés dans les autres temps de l'année, ils ont été si peu nombreux et en général si peu intenses, qu'ils paraissaient accidentels et dépendre de causes particulières aux individus qui les offraient. En tout temps les soldats se livrent tellement aux excès capables de faire naître l'entérite, ou commettent si souvent les imprudences qui peuvent y donner lieu, qu'on peut dire que, s'ils le faisaient avec intention, ils ne s'y prendraient pas autrement : abus du vin, de liqueurs alcooliques, d'aliments excitants et de mauvaise qualité, exposition aux ardeurs du soleil, courses, fatigues, transitions brusques du chaud au froid, etc., tous les actes les plus capables de nuire à la santé, ils les commettent dans les moments où la discipline militaire les laisse libres de suivre leur propre volonté : et cependant l'entérite ne se développe que bien rarement chez eux à la fin de l'automne, en hiver et au printemps. Mais lors-

que viennent les chaleurs de l'été, pour peu que le
climat soit chaud et dépourvu d'ombrages, si les
mêmes habitudes continuent, ce qui ne peut manquer d'avoir lieu, on voit l'entérite se manifester
parmi eux avec la plus grande facilité, devenir grave
et souvent mortelle. Tel qui verrait alors les hôpitaux militaires sans avoir eu l'occasion de les fréquenter, dirait qu'il y a *épidémie* de maladies de ce
genre. Mais les médecins qui ont été chargés pendant un certain nombre d'années d'un service dans
ces établissements, voient bien que ces maladies ne
sont alors que *catastatiques*; c'est-à-dire, produites
par un accroissement d'action des causes générales
qui ont coutume d'être plus intenses dans cette saison; car le même résultat s'observe tous les ans,
presqu'au même degré de développement. Voilà
ce que nous avons vu se reproduire avec constance
pendant cinq ans de séjour en Espagne, pendant
deux ans que nous sommes demeurés en Morée, et
depuis quatre ans que nous sommes dans le midi
de la France (à Montpellier, depuis la fin de 1831).
Voilà les raisons sur lesquelles nous croyons pouvoir
nous fonder pour regarder l'entérite aiguë comme
une maladie d'été. C'est elle qui fait que, dans les
hôpitaux du midi de l'Europe, la mortalité est toujours plus forte pendant la saison des chaleurs,
quoiqu'on doive rapporter encore un certain nombre des décès qui ont lieu en automne à cette maladie récente, ou passée à l'état chronique. En décembre 1831, je crus m'apercevoir que la décoction
de ratanhia, donnée comme tisane à un malade
atteint d'entérite, avait contribué à sa prompte

guérison; en janvier, un autre exemple de cette maladie s'offrit dans l'hôpital de Montpellier, et l'emploi du même remède fut suivi d'un succès si prompt, qu'il dut être à nos yeux confirmatif du premier. Nous désirions répéter une expérience susceptible de devenir utile dans une maladie qui fait trop souvent le désespoir des médecins: quoiqu'il entrât un assez grand nombre de malades à l'hôpital, il nous fallut attendre cinq mois pour rencontrer une entérite aiguë, lorsque cette maladie devait être fréquente l'été suivant. Un fait récent et dont je puis maintenant vérifier l'exactitude, car j'ai les preuves sous les yeux, s'est offert après tant d'autres confirmatifs de l'opinion que j'expose: Le 26e régiment d'infanterie de ligne venait de tenir garnison à Colmar, lorsqu'il arriva à Montpellier au mois de décembre 1833. Après avoir supporté les rigueurs de l'hiver aux bords du Rhin, celui de Montpellier ne pouvait lui faire grande impression. Du mois de décembre jusqu'à la fin de juin 1834, il ne perdit que 11 hommes, dont 3 en mars, 1 de variole confluente, 1 d'une affection de poitrine et 1 de dysenterie; 3 en avril, 1 d'entéro-céphalite, 1 de dysenterie et 1 de variole confluente; 1 en mai, de péritonite; 4 en juin, 1 de rupture de l'aorte, 2 de gastro-entérite et 1 de pneumonie.

Dans le seul mois de juillet, il en perdit 13, dont 8 d'entérite aiguë, ordinairement avec délire, 1 dans le marasme à la suite d'un cours de ventre, 3 de la phthisie pulmonaire, et 1 d'affection aiguë du thorax.

M. Broussais, exposant dans sa *Pathologie géné-*

rale (t. Ier, 22e leçon) de quelle manière l'air concourt à produire les inflammations gastro-intestinales, s'exprime en ces termes : « L'air peut produire les inflam-
« mations de la membrane muqueuse du canal diges-
« tif de deux grandes manières : par le froid et par le
« chaud. Par le froid d'abord, qui en est la cause la
« plus fréquente. Nul doute que la diminution consi-
« dérable de circulation des fluides, qui se fait à l'ex-
« térieur du corps au moment où nous nous refroidis-
« sons, ne détermine des congestions viscérales, etc. »
Et ce professeur voit dans ces congestions viscérales
la cause la plus puissante d'inflammation pour les
organes qui y seront disposés, et surtout pour l'appareil digestif. J'avoue que, quelque déférence que j'aie
pour les opinions de ce grand maître, je ne saurais
partager celle-ci ; la manière dont il envisage l'action
du froid comme cause de la fréquence des gastro-
entérites, en hiver, dans le nord de la France, me
paraît un peu trop mécanique ; en effet, on peut
objecter que s'il en était ainsi, on devrait voir les
gastro-entérites d'autant plus fréquentes qu'on avan-
cerait davantage vers le nord de l'Europe, qui semblerait alors devoir en être dépeuplé, ce qui n'est
pas ; il faut donc chercher une autre explication
de ce phénomène pathologique bien réel.

Après avoir développé sa pensée sur l'action du
froid, il ajoute, page 462 : « Tenons compte aussi
« de l'influence du chaud. Je vous avouerai qu'autre-
« fois il m'a paru plus puissant que le froid ; mais, en
« redoublant d'attention et en multipliant mes ob-
« servations sur des agglomérations d'hommes trans-
« portés sous différentes latitudes, je me suis con-

« vaincu que la majeure partie des gastro - entérites
« est causée par le froid. »

Je suis porté à croire que c'est à l'époque où
M. Broussais revint d'Udine (en Illyrie) ou d'Espagne,
qu'il avait cette opinion de l'action de la chaleur,
et il avait raison. Dans ces contrées, les gastro-entérites sont en effet beaucoup plus fréquentes l'été que
l'hiver ; et, depuis 1815 qu'il habite Paris, la plus
grande fréquence des affections aiguës du canal intestinal pendant l'hiver, a pu ébranler sa croyance,
et lui faire dire, d'une manière absolue, que « la ma-
« jeure partie des gastro - entérites est causée par le
« froid. » Je crois que cette assertion n'est vraie que
relativement à la contrée dans laquelle il réside actuellement.

En quittant Montpellier au commencement de janvier 1836, j'avais prié M. Bermond, alors élève interne
de l'hôpital Saint-Éloi de cette ville, et maintenant
chef interne de l'hôpital civil de Bordeaux, d'être
attentif à ce qui se passerait sous ce rapport. Voici
ce qu'il m'écrivit le 18 juillet suivant : « Depuis votre
« départ jusqu'à ce jour, il ne s'est pas offert un seul
« cas d'entérite-typhoïde, soit dans les salles de cli-
« nique médicale de la Faculté, soit dans celles de
« M. Gasté, médecin des salles militaires. Les rigueurs
« de l'hiver se sont prolongées jusqu'au commence-
« ment du mois de juin, et ce n'est que depuis les
« premiers jours de juillet que nous avons des cha-
« leurs excessives. Les maladies de l'été ont éprouvé
« le retard de cette saison ; nous commençons main-
« tenant à les observer, et elles ne consistent guère
« qu'en des irritations gastriques ou abdominales qui

« cèdent avec la plus grande facilité à quelques jours
« de traitement. Je m'engage de nouveau à recueillir
« exactement les faits dont vous désirez la commu-
« nication, et je présume qu'ils ne manqueront pas.
« Il nous arrive aujourd'hui même, pour tenir gar-
« nison, le 61ᵉ régiment de ligne venant de Besançon.
« Le 26ᵉ nous a quittés depuis quelque temps. Il se-
« rait possible que le nouveau régiment payât à notre
« climat et à nos vins le triste tribut dont nous avons
« vu le 26ᵉ affligé. »

Les cinq observations d'entérite ulcéreuse avec autopsie, que M. Bermond m'envoya l'automne suivante,
avaient été recueillies en septembre. Sur aucun de
ces malades la rate ne fut trouvée d'un volume plus
considérable que dans l'état naturel, particularité
que le lecteur aura occasion de se rappeler plus tard.
Chez l'un de ces sujets la rate avait même perdu de
ses dimensions.

Les observations que les médecins français ont
faites en Afrique depuis la conquête d'Alger prouvent que les inflammations aiguës du canal intestinal sont aussi plus communes dans cette contrée
l'été que l'hiver. (Voir la collection des mémoires de
médecine, chirurgie et pharmacie militaire, depuis
1830 jusqu'à l'époque actuelle.)

La condition sociale des militaires n'est peut-être
pas étrangère comme cause au développement de
cette maladie. En la voyant naître aussi facilement
parmi eux, je me suis souvent demandé si ces
hommes, vivant dans leur pays natal, au sein de
leur famille, mariés pour la plupart, en seraient
pris dans cette proportion : et je pensais que non-

seulement leur genre de vie plus varié et un régime plus conforme aux lois de la tempérance pourraient les en préserver jusqu'à un certain point, mais encore que leur disposition morale les y rendrait moins sujets. L'amour physique non satisfait, à un âge où ses besoins sont si impérieux, ne pourrait-il pas devenir cause de maladies chez des hommes que le défaut d'éducation empêche de trouver des distractions nécessaires dans l'exercice des facultés de l'esprit? En outre, on aime avec *ses entrailles*, selon l'expression la plus forte et la plus heureuse que le génie de notre langue ait pu employer en parlant de la tendresse maternelle; or, l'homme qui quitte sa patrie ou son pays, sa famille, ses amis et ses proches, à l'époque de l'existence où la vivacité des sensations rend tous ces objets plus chers et plus précieux; l'homme qui ne peut s'attacher, à un âge où ce serait son premier besoin, ne peut-il pas recevoir de cette privation des sentiments qui, comme la vraie joie, portent tant de bien-être dans les organes intérieurs, une disposition à contracter une maladie qui a son siége dans les intestins et qui attaque de préférence la jeunesse? De même qu'il serait inexact de trop attribuer à l'action de ces circonstances dépressives, comme aux contrariétés qu'impose la discipline militaire, un médecin qui n'en tiendrait aucun compte dans l'appréciation du phénomène pathologique dont nous parlons, perdrait peut-être de vue un de ses éléments les plus ordinaires, dont il peut si bien voir l'action puissante, puisqu'elle est alors isolée, dans le développement de la nostalgie, qui devient quelquefois une maladie des plus dangereuses. Mais c'est assez s'arrêter à signaler les causes principales de l'entérite aiguë : donnons maintenant une description de ses symptômes, afin de mieux faire connaître sa nature, son traitement et sa presque identité avec d'autres affections dont on s'efforce de la proclamer tout à fait différente. Peut-être trouverons-nous à cela un peu de cette exagération que produit l'esprit de secte ou d'assurance mutuelle.

DEUXIÈME SECTION.

Description de l'entérite aiguë.

Certes, si une maladie a été souvent et fidèlement décrite depuis quelques années, et j'ajoute, s'il est une maladie facile à décrire et à reconnaître lorsqu'on l'a convenablement observée, c'est bien l'entérite aiguë.

INVASION. Elle débute ordinairement d'une manière graduelle, ou par divers dérangements qu'il est d'abord difficile de lui rapporter. Un malaise général avec plus ou moins de courbature, de céphalalgie, de fièvre, de soif, forment un groupe de symptômes familiers au commencement de maladies qui doivent différer entre elles, et qui le plus souvent se dissipe après avoir duré quelques jours. Les fonctions digestives peuvent ne pas être sensiblement lésées, l'appétit se soutenir jusqu'au moment où le malaise général devient dominant, avec constipation ou léger cours de ventre.

La fièvre qui avait été douteuse, se confirme les

jours suivants. La céphalalgie est habituelle, ainsi que la soif; la langue n'est pas d'abord plus étroite que dans l'état naturel, ni rouge aux bords et à la pointe; plus tard elle le devient et tend à se dessécher. Il y a exacerbation des symptômes le soir et point de repos la nuit; le mal augmente : la chaleur fatigue les malades qui recherchent le frais comme ils appètent les boissons froides et acides. La fréquence du pouls va jusqu'à quatre-vingt-dix ou quatre-vingt-quinze pulsations par minute; la langue devient rousse, sèche, fendillée; le délire se joint à ces symptômes et se manifeste ordinairement le soir et la nuit. On vous informe pour la première fois que ce malade auquel vous parlez et qui vous répond encore avec assez de suite, a eu délire la nuit, qu'il s'est levé; bientôt on le voit, pendant le jour, essayer de sortir de son lit et le quitter à chaque instant, si on ne l'assujettit pour l'y faire rester. Ce symptôme, qui se montre ordinairement vers le milieu de la durée de la maladie, est du plus fâcheux augure. Rarement ceux qui l'ont offert dans la saison des chaleurs, ont le bonheur de se rétablir. Le ventre est chaud; en pressant ses diverses régions, on ne détermine pas de douleur; il n'est point météorisé. La constipation est ordinaire jusqu'après la période du plus grand développement des symptômes : on ne voit ni taches rouges, ni sudamina sur le ventre, encore moins sur le reste du tronc et les extrémités.

Cependant le délire, après avoir duré quelques jours, devient moins intense. Pendant le jour surtout, il est facile de se mettre en rapport avec les malades qui répondent assez juste aux questions

3

qu'on leur adresse, lorsqu'ils ne sont pas atteints de surdité. Mais cette diminution du délire, et même de la sécheresse de la langue qui a lieu quelquefois, ne permet pas au praticien exercé de concevoir les espérances qu'elle fait naître chez les assistants. En effet, chez plusieurs de ces malades, les symptômes de gastrite qui ont pu être très-intenses dès le principe, et même avec une apparence de fièvre inflammatoire, se calment, la réaction est moindre, la tête est plus libre; mais l'entérite ou la lésion de l'intestin se confirme, ce qui fait peut-être révulsion à l'irritation ou à la phlegmasie de la partie supérieure de l'appareil disgestif. Malgré que la chaleur générale se soit modérée, le pouls reste fréquent, quoique moins vif et moins développé, et le malade semble avoir moins de malaise. Mais la diarrhée, si elle n'existait déjà, se manifeste et fait penser à des ulcérations déjà établies vers la valvule iléo-cœcale : les traits s'effilent, le ventre s'affaisse, les yeux sont moins vifs, l'ouïe devient plus obtuse, le délire se ranime sans être accompagné de la même agitation; parfois il se forme des parotides, le décubitus a lieu constamment sur le dos; bientôt le pouls acquiert encore de la fréquence, et devient plus petit; de légères sueurs froides se voient sur la face, il y a des soubresauts de tendons, et le malade succombe, sa langue étant devenue sèche et noire, ainsi que les dents, ou même sans que la langue ait cessé d'être humide et d'un assez bon aspect; du pus s'est écoulé parfois du conduit auditif. La lésion intestinale a épuisé les forces par l'agitation qu'elle a produite, par l'obstacle qu'elle a mis à l'alimentation, et par les évacuations alvines qu'elle a occasionnées; elle est devenue funeste surtout par le trouble qu'elle a produit dans l'innervation, et peut-être par l'altération consécutive des liquides. Lorsque le traitement a été antiphlogistique et tempérant, cette terminaison funeste de la maladie arrive ordinairement en trois semaines.

Si la guérison doit avoir lieu, elle s'annonce plus tôt; et, à la fin du troisième septenaire, les symptômes sont déjà bien amendés, l'œil a déjà pris un certain air de vie. Quelquefois la maladie primitive cesse, et il reste un dévoiement qu'on ne peut arrêter, et après lequel on trouve, à l'ouverture des cadavres, des désordres considérables qui ont entraîné le marasme. Quelquefois la fièvre se soutient à un certain degré d'intensité, et ne se calme que lorsqu'une parotide, développée assez tard, se résout ou suppure; d'autres fois, que lorsqu'un écoulement, qu'on ne manquait pas dans cette circonstance d'appeler *critique*, se fait par une ou par les deux oreilles, ce qui est bien plus fréquent. Cet écoulement est en effet critique, en ce que l'inflammation interne de l'oreille avait entretenu et prolongé la fièvre qui cesse par l'ouverture de cet abcès peu douloureux, et dont la stupeur du malade a pu laisser ignorer ou faire méconnaître l'existence.

Ouverture des cadavres. Si, procédant par voie d'exclusion, et à l'aide des symptômes que je viens d'esquisser, on n'avait pas reconnu avec certitude les caractères d'une telle maladie pendant la vie, on ne peut plus conserver de doute après la mort; car, à l'ouverture des cadavres, on trouve ordinairement,

3.

à la fin de la face interne de l'intestin grêle, des
ulcérations elliptiques en plus ou moins grand
nombre, occupant la portion de l'intestin opposée
à l'insertion du mésentère; d'autres plaques de
Peyer seulement boursouflées, enflammées et sail-
lantes, mais non encore ulcérées: des ulcérations
rondes provenant de l'inflammation des cryptes de
Brunner, qui sont quelquefois seulement très-dé-
veloppés, et offrent l'aspect de boutons. La membrane muqueuse peut n'être nullement enflammée
dans l'intervalle de ces désordres, et n'offre souvent
nulle apparence de lésion dans l'estomac, d'où la
gastrite a disparu, probablement sous l'action des
boissons fraîches, tempérantes; les traces d'inflammation sont plus fréquentes dans le gros intestin
(cœcum), surtout lorsqu'il y a eu diarrhée. Les
glandes du mésentère correspondant aux points
affectées de l'intestin grêle, ont augmenté de volume; leur tissu est devenu rouge, et offre quelquefois des traces de suppuration; la rate ne présente rien de remarquable, non plus que les poumons.

J'ai presque toujours rencontré sur les cadavres
d'individus morts d'entérite aiguë la vésicule biliaire
distendue par de la bile qu'on ne pouvait faire fluer
dans le duodénum par la pression. Cette distension,
qui provenait sans doute de l'abstinence ou de la
diète rigoureuse observée pendant tout le cours de
la maladie, m'avait paru dans quelques cas avoir
ajouté aux dernières angoisses de ceux qui devaient
succomber. Le malaise insupportable, qu'ils indi-
quaient avoir son siége dans l'hypochondre droit,

et leur agitation, pouvaient bien dépendre en partie de cette accumulation du liquide biliaire dans la poche qui doit momentanément le contenir. Quelquefois des matières fécales non dures, mais pultacées et en grande masse, ont été trouvées dans le cœcum, le colon, et en moindre quantité dans l'intestin grêle, quoiqu'il y eût eu dévoiement pendant la durée de la maladie. La nature et la consistance de ces excrétions prouvaient qu'elles avaient été retenues dans le tube digestif depuis son principe; c'est dire assez combien elles avaient dû ajouter à sa gravité si elles ne l'avaient pas fait naître; plus ordinairement les matières trouvées dans les intestins grêles et gros étaient liquides, jaunâtres, sans consistance.

Le cerveau est injecté à sa surface. Une infiltration séreuse existe entre l'arachnoïde et la pie-mère à la surface des circonvolutions cérébrales qu'elle fait paraître comme glacées, et dont ces membranes se séparent avec une certaine facilité; il y a quelquefois un peu plus de sérosité que de coutume dans les ventricules et à la base du cerveau; alors la substance cérébrale est un peu ramollie, tandis que dans les cas contraires, elle est souvent ferme, offrant le piqueté rouge sur les taillades qu'on y pratique.

TROISIÈME SECTION.

Variétés des symptômes et de la terminaison funeste.

Pendant les chaleurs accablantes qui avaient fait naître et aggravé cette maladie, toutes les fois que,

par une pluie ou par un changement de la direction des vents, une certaine fraîcheur se faisait sentir
dans l'air, les malades se trouvaient sensiblement
mieux ; et si les lésions organiques étaient arrivées au
point de ne pouvoir plus rétrograder, du moins les
symptômes généraux ou de réaction, tels que le délire, la fréquence du pouls, la chaleur et l'aridité
de la peau, la sécheresse de la langue diminuaient,
et ces malheureux éprouvaient un mieux-être que
tous les soins de l'art n'avaient pu leur procurer.
Ce changement de l'état de l'atmosphère était ce
qui pouvait le plus faire tourner à bien les maladies de ce genre dont l'issue était incertaine, et
favoriser les convalescences. Bientôt, si la saison était
venue où la fraîcheur de l'air devait être stable et
permanente, le nombre de ces affections diminuait,
elles devenaient rares et disparaissaient, les exemples
qui s'en offraient encore ne devant être considérés
que comme une suite de l'influence de la saison des
chaleurs plus ou moins lente à s'éteindre. Les cas
d'entérite aiguë, déjà fort peu nombreux à la fin
de l'automne, le sont donc beaucoup moins encore
en hiver et ne se présentent plus alors que dépouillés
d'une partie des phénomènes généraux ou de réaction qui augmentaient l'idée de leur danger dans
le temps où la terre et l'air étaient également em-
brasés. Aussi, est-ce l'hiver, ou dans la saison froide,
que se voient le plus fréquemment, eu égard au
petit nombre de maladies de ce genre qui existent
alors, les exemples d'entérite *latente* pendant des
semaines, qui éclate ensuite par des symptômes insolites au début de cette maladie, tels que le délire

et la fièvre, qui avaient manqué jusqu'alors. Après cette apparition brusque, ces maladies se terminent quelquefois en deux ou trois jours par la mort, laissant le praticien dans l'incertitude de la nature du mal ou de son siége, jusqu'à ce que l'ouverture des cadavres vienne lui révéler que le développement des plaques ulcéreuses dans l'intestin grêle, avec gonflement des glandes du mésentère, sans symptômes d'irritation gastrique, mais non sans flux de ventre, a été la cause de cette maladie inopinée et de cette mort prompte, que les apparences de la santé, de la force même, offertes par le défunt jusque dans les derniers temps de sa vie, font quelquefois paraître si surprenante.

Si les choses peuvent se passer ainsi lorsque les plaques ulcéreuses sont nombreuses dans les intestins, à plus forte raison la maladie peut-elle rester longtemps ignorée lorsque les lésions intestinales sont en beaucoup moins grand nombre, moins étendues, ou qu'elles se trouvent réduites à deux ou trois ulcérations comme fortuites, placées ordinairement à la fin de l'intestin grêle, sur une membrane muqueuse qui peut avoir été enflammée précédemment, mais dont l'aspect est actuellement celui de l'état sain. Il m'est quelquefois arrivé de voir des militaires qui, après avoir séjourné quelque temps à l'hôpital avec des signes équivoques de maladie, en étaient sortis comme convalescents à la veille de reprendre leurs forces, y être rapportés au bout de quelques jours, d'une, de deux, ou de trois semaines, avec tous les symptômes d'une péritonite aiguë, qui avait éclaté subitement la veille ou le jour même, et mourir promptement, sans que rien pût calmer leurs douleurs de ventre.

A l'ouverture des cadavres, on trouvait les traces les plus marquées d'une péritonite récente, que l'expérience avait appris à attribuer, en pareil cas, à la perforation de l'intestin, occasionnée par l'ulcération circonscrite, mais profonde, de ses parois. Les matières fécales, mais surtout les gaz, s'étaient épanchés dans la cavité péritonéale, et une inflammation des plus intenses de la membrane séreuse qui tapisse tous les viscères abdominaux s'en était suivie, produite principalement, lorsqu'elle était générale, par le contact des gaz intestinaux sur sa surface lisse et délicate, cause majeure et puissante d'inflammation, que des observateurs justement renommés (MM. Louis, Chomel, Andral) semblent oublier en parlant de ce phénomène pathologique, pour ne tenir compte que de l'épanchement des matières fécales.

Il est souvent facile de découvrir la perforation du calibre de l'intestin en procédant par la surface interne ou muqueuse de cet organe, car elle occupe le fond ou le sommet d'une ulcération qui en a détruit les membranes, presque comme le ferait un emporte-pièce ; genre de lésion que je ne m'arrêterai pas à décrire avec l'inutile prolixité qu'y a mise un observateur moderne (M. Louis) ; j'aime mieux faire remarquer que la connaissance parfaite d'un accident aussi terrible et aussi fréquent, est due aux progrès récents de la médecine ou de l'anatomie pathologique, l'antiquité n'ayant pu rendre raison d'un fait médical aussi simple. Quelquefois on n'observe pas cette espèce d'explosion des accidents; leur apparition graduelle et successive laisse le temps de soupçonner et de suivre dans sa marche une péritonite dépendant de cette cause, parce des adhérences qui se forment entre les circonvolutions intestinales et l'épiploon, ou avec les parois abdominales, circonscrivent le foyer du mal, empêchent l'épanchement et l'inflammation de s'étendre, et défendent ainsi la partie saine de l'abdomen contre les agents nuisibles et l'inflammation prêts à l'envahir. La mort, pour être moins prompte, n'en est pas pour cela moins inévitable. Il est des cas où ce genre de mort subite par inflammation péritonéale, atteint aussi des personnes qui n'avaient offert jusqu'alors aucun symptôme de maladie, ce qui la rendrait encore plus inexplicable aux médecins qui n'en auraient pas été suffisamment avertis par leur expérience ou celle des autres.

Les lumières fournies par l'ouverture des cadavres ne sont pas moins nécessaires lorsqu'il y a complication de maux. Un militaire offrait tous les symptômes de ce genre de phthisie, qu'on a nommée *trachéale* dans ces derniers temps, parce qu'elle a lieu sans affection du larynx ni du tissu des poumons. Elle a, comme on sait, pour caractère remarquable, d'amener l'épuisement et la mort, sans avoir produit de fréquence au pouls ou de fièvre, le mal ayant son siége principal dans les bronches enflammées ou même ulcérées. Ce malade fut pris un jour de tous les symptômes d'une péritonite aiguë, à laquelle il succomba promptement. L'ouverture du cadavre fit voir une perforation de l'intestin grêle, à laquelle il eût été bien difficile de penser d'avance, l'attention se dirigeant surtout vers les organes pectoraux.

Ainsi, des ulcérations dangereuses peuvent se former sourdement dans les intestins ou sans donner lieu aux symptômes qui ont coutume d'annoncer les inflammations de leur membrane muqueuse : elles peuvent, sans s'étendre beaucoup, creuser assez profondément dans l'épaisseur de leurs parois, pour les perforer entièrement et produire les accidents mortels que je viens de décrire. Cette vérité, précieuse par elle-même, pourra trouver plus tard son application, lorsqu'il s'agira de détruire des idées récemment accréditées, et que je crois sans fondement.

Quelquefois la péritonite a lieu par les progrès de l'entérite ulcéreuse, latente et presque chronique, sans qu'il y ait perforation de l'intestin; l'affection de l'intérieur de la fin de l'iléon est cause que la partie correspondante du péritoine qui revêt l'intestin est prise d'une inflammation moins facile à reconnaître dès le principe, et d'une marche moins rapide, mais dont l'issue est ordinairement funeste. Le praticien pourrait former bien de conjectures sur la cause d'un tel mal, qui est venu atteindre le malade dans son lit, s'il n'ouvrait l'intestin grêle, le cas y échéant. Il y trouvera des désordres assez marqués pour n'avoir plus de doutes. On doit cette remarque à M. Broussais.

Disons enfin qu'à raison de la constitution irritable de quelques personnes prises de gastro-entérite aiguë, ou à cause d'une disposition particulière, cette maladie peut donner lieu à des symptômes

insolites et à une mort prompte sans avoir atteint
le degré de développement dont nous venons de
parler, sans avoir parcouru ses périodes ordinaires.
À l'ouverture des cadavres, on peut ne trouver dans
la fin de l'intestin grêle que quelques plaques sail-
lantes sans ulcération, à plus forte raison sans perforation ni péritonite, et presque sans gonflement
des glandes du mésentère. Dans ces cas, rares à la
vérité, l'apparition de la maladie locale a porté un
tel trouble dans l'économie, que les rapports sym-
pathiques qui existaient entre les divers organes ont
été détruits, et la vie a cessé lorsque les tissus n'a-
vaient pas encore été assez altérés pour ne pouvoir
l'entretenir. Un gonflement extraordinaire de la rate
peut beaucoup contribuer à cette terminaison
promptement funeste du mal, surtout si, sans prévoir ou reconnaître la lésion de cet organe, on avait
pratiqué des évacuations sanguines abondantes.

Maintenant tâchons d'apprécier quel est le genre
de lésion qui constitue l'entérite aiguë telle que je
viens de la retracer; examinons pour cela quelle
est la nature de ses causes, de ses symptômes, de
ses suites. Ceci pourra nous disposer à mieux juger
quel doit en être le traitement.

QUATRIÈME SECTION.

Appréciation des symptômes.

La jeunesse et les excès qu'elle entraîne, surtout
dans la carrière militaire, disposent, ai-je dit, à cette
maladie. C'est énoncer que lorsqu'on excite vive-

ment, surtout par l'appareil digestif, l'organisation dans toute sa force, elle est déjà bien près d'être atteinte de la maladie dont nous parlons. Qu'à ces dispositions la saison vienne ajouter sa puissante influence, et l'on verra se réaliser en certain nombre des gastro-entérites, des entérites aiguës, ou des entérites ulcéreuses, dont on voudrait vainement chercher ailleurs l'origine. Or, la saison qui produit ce fâcheux effet d'une manière marquée, c'est bien incontestablement la saison des chaleurs ou l'été. Je puis dire m'être trouvé bien convenablement placé pour le reconnaître : pendant mon séjour en Espagne et en Morée, les rapports que j'ai dû adresser chaque mois au conseil de santé des armées pourraient en faire foi; ils ont toujours été dans ce sens, lorsqu'il s'agissait de ces maladies, car elles ne manquaient pas de se montrer intenses chaque année; et à cette époque je ne pensais guère à en faire un jour le sujet d'une dissertation. Pendant quatre ans que j'ai résidé à Montpellier, cette opinion se serait fortifiée à chaque retour des jours ou des ardeurs caniculaires, si je n'avais eu, avant d'y arriver, la conviction de sa vérité.

Si nous nous demandons maintenant de quelle manière agit sur le corps de l'homme, et de l'homme jeune, une forte chaleur mêlée à une vive lumière, nous verrons que c'est en stimulant. L'action de la chaleur excite la fibre vivante, dilate les liquides, et l'observation prouve que si cette action est soutenue, des désordres incontestables naissent dans l'appareil digestif en même temps que le trouble est porté dans toute l'économie. Ces désordres, que j'ai déjà fait connaître, sont donc *actifs, sthéniques,* ou produits par un excès de développement des propriétés de la vie: vérité précieuse qu'il a fallu tant d'observations pour conquérir et pour ne pas abandonner lorsque se montraient des symptômes auxquels on rattachait des idées de faiblesse ou même de *putridité* presque cadavérique, qui se serait développée avant la mort. L'affection sthénique, ou par excès de vie, de l'intérieur de l'appareil digestif, est ici une inflammation de sa membrane muqueuse, membrane dans l'épaisseur ou au-dessous de laquelle se trouvent des cryptes glanduleux agminés (glandes de Peyer) ou isolés (glandes de Brunner) plus susceptibles que la membrane elle-même de s'enflammer, de se boursoufler sous l'action des mêmes agents, de s'offrir après la mort très-affectés et ulcérés, lorsque la rougeur et l'inflammation de la membrane muqueuse ont déjà plus ou moins complétement disparu.

Quels que soient l'aspect de ces ulcérations, leur degré de développement et la forme des symptômes au milieu desquels ces plaques ulcéreuses ont été produites, pour juger de leur nature, il suffit de se rappeler la grande cause qui les a fait naître, et l'on se trouve conduit à avouer que telles sont les lésions qui résultent en nous principalement de l'influence de la chaleur atmosphérique : ce sont des ulcérations par cause *stimulante.*

Si l'on examine les symptômes qui se trouvent placés comme phénomènes intermédiaires entre la chaleur de l'été qui est cause, et ces lésions qui sont effet, on verra qu'ils sont de nature à ne pas con-

trarier cette opinion, à ne pas démentir cette conséquence de tout ce qui précède. Tous ces caractères
prouvent donc que cette affection de l'intérieur de
l'appareil digestif est indiquée comme simple ou
inflammatoire par les symptômes durant la vie, et
que c'est là ce qu'on pourrait croire même sans le
secours de leur appréciation après la mort. Si, re-
montant plus haut, on voulait considérer quel fut
l'état des individus dont il s'agit avant qu'ils ne
tombassent malades, on verrait qu'il n'existait en
eux aucun signe de cachexie, ni de cause spécifique
de dérangement de la santé; car les hommes les plus
forts sont souvent atteints de préférence, et les phénomènes vitaux, du moins ceux de l'appareil digestif, n'ont éprouvé que de l'exaltation à mesure
qu'approchait l'époque où devait commencer la série
des mouvements pathologiques qui constituent la
maladie dont nous nous occupons.

En insistant, comme je le fais, pour établir la
nature simple de ces ulcérations, j'ai pour but de
faire voir combien est peu fondée l'opinion des médecins qui ont voulu y trouver la preuve d'une cause
spécifique, laquelle, d'après eux, pourrait *seule* les
produire, et les produirait à l'aide de la fièvre qu'elle
suscite d'abord; en sorte que la fièvre typhoïde
continue et de longue durée serait l'effet immédiat
d'une cause générale, et les ulcérations intestinales
seraient à leur tour l'effet de la fièvre, comme les
pustules varioleuses viennent après la fièvre d'éruption. Mais lorsqu'il n'y pas eu de fièvre et qu'il y a
pourtant des ulcérations intestinales, assez profondes
même pour perforer les parois de l'intestin, de quoi

seraient-elles l'effet ?........ D'une disposition particulière, que rien n'aurait toutefois annoncée jusqu'alors. Il faut convenir que ces explications seraient
trop gratuites dans les circonstances que nous avons
admises, pour qu'on pût s'en payer, même en son-
geant que l'otite et les parotides sont évidemment
consécutives, ou ne se développent qu'assez tard
dans le cours des maladies dont nous parlons.

Tant que la fièvre ou la réaction et la lésion locale paraissent de même nature, ou sont sthéniques,
inflammatoires, il peut ne pas importer beaucoup
de savoir quelle est celle des deux qui a produit ou
précédé l'autre; le même traitement leur convient.
Mais lorsqu'après les premiers temps de la maladie,
des symptômes de faiblesse générale se manifestent
et que la fièvre prend l'aspect de ce qu'on appelait
autrefois *fièvre adynamique,* avec l'idée que tout
dépend de la fièvre, on peut être conduit à employer
les toniques et même les stimulants, comme on l'a
fait et enseigné de nos jours; et le mal, qui consistait
tout entier dans les ulcérations, cause première de
la réaction ou de l'état fébrile, pourrait en être
exaspéré.

Quoique le gonflement des glandes du mésentère
soit à peu près aussi fréquent que les ulcérations
intestinales et leur soit proportionnel, je ne sache
pas que jamais personne ait prétendu que le mal
commençait par ces glandes, et que leur gonflement
inflammatoire agissait sur les organes voisins dans
un certain rayon, pour faire enflammer et ulcérer
les intestins consécutivement. On ne l'a pas dit,
parce que c'eût été aller contre toutes les données

de l'anatomie, de la physiologie et de la pathologie. Je crois qu'on n'est pas moins en contradiction avec les notions acquises par une longue fréquentation des hôpitaux, lorsqu'on veut faire voir, dans les ulcérations intestinales de l'entérite aiguë, un effet de la fièvre coexistante. Il est une manière plus simple, plus naturelle, de concevoir ce phénomène; et son explication fondée sur les preuves matérielles, à laquelle ramènent les accidents qui s'offrent parfois dans le cours de ces maladies, n'a jamais pu, selon moi, être contestée.

Tandis que les boissons tempérantes, acidulées, fraîches, aidées des autres moyens anti-phlogistiques, comme sont les saignées générales et locales, calment et dissipent l'inflammation de la membrane muqueuse de l'estomac allumée par les causes ci-dessus mentionnées, celle de la fin de l'iléon, qui ne peut être tempérée de la même manière, parce que les boissons sont absorbées ou devenues tièdes avant d'arriver jusque-là, passe à l'ulcération à raison de la structure de cette membrane ou des cryptes muqueux contenus dans son épaisseur; et peut-être aussi à cause du contact prolongé des matières fécales ou des sucs intestinaux. Ces points ulcérés d'une surface elle-même enflammée, seraient capables seuls de produire une fièvre générale; mais les glandes du mésentère qui leur correspondent ou auxquelles vont aboutir les vaisseaux absorbants qui partent des points de l'intestin enflammé, s'irritent, se tuméfient, s'enflamment à leur tour, suppurent quelquefois; et comme les glandes s'enflent ainsi rapidement en certain nombre, on ne doit pas être

surpris que la fièvre soit intense et soutenue, alors
même que le ventre est indolent à la pression, autre
caractère de ces maladies.

Une coïncidence de maux pourrait encore servir
à démontrer, si c'était nécessaire, que tel est l'en-
chaînement ou la succession des phénomènes morbifiques: la maladie dont nous parlons peut exister
en même temps qu'une inflammation aiguë du gros
intestin, ou qu'une dysenterie; si la colite est une
inflammation, si la dysenterie est une affection de
même nature, surtout lorsqu'elle est intense, l'affection de l'intestin grêle qui, dans quelques cas, existe
avec elles, pourrait-elle être alors d'une nature différente? Non sans doute. Or, la face interne du cœcum est souvent enflammée dans l'entérite aiguë.
Pourquoi dirait-on que c'est la fièvre qui produit
l'affection locale dans l'entérite aiguë, lorsqu'on a
des idées tout à fait opposées à l'égard d'autres maladies, de la dysenterie par exemple? On n'a jamais
prétendu, non plus, que ce fût la fièvre de la péritonite qui produisit l'inflammation du péritoine.
Dans la pleurésie on n'accuse pas davantage la fièvre
de faire développer l'inflammation de la plèvre; on
n'a jamais cru que la réaction, quelquefois si intense, qui existe dans la pneumonie, était ce qui
avait donné lieu à l'inflammation du tissu pulmonaire; on n'a nullement pensé que la fièvre de la
péricardite fût la cause de l'inflammation du tissu
du péricarde; jamais on n'a dit, enfin, pour limiter
les citations de ce genre, que la fièvre quelquefois si
violente qui accompagne le panaris, était ce qui avait
occasionné l'inflammation et la désorganisation d'un

4

doigt. Pourquoi donc voudrait-on voir dans l'affection organique qui existe dès le commencement de l'entérite aiguë, tout le contraire de ce que sont les lésions de tissu dans les affections aiguës dont je viens de parler et dans tant d'autres, pour ne pas dire toutes les autres? Ce serait tout à fait contraire à ce qu'on peut appeler *l'esprit médical*, qui se forme par l'observation des faits nombreux et distincts qu'on rencontre dans le cours d'une longue pratique; c'est-à-dire, que ce serait en opposition avec les raisonnements les plus rigoureux.

Nous avons pu énoncer tout à l'heure que l'entérite aiguë, qui attaque presque exclusivement pendant l'été les militaires dans le midi de la France et de l'Europe, est une maladie active, sthénique, inflammatoire; à cette proposition nous pouvons maintenant en ajouter une seconde; c'est que, dans cette maladie, les ulcérations qui se forment à la surface interne de la fin de l'intestin grêle enflammé constituent, avec cette inflammation, la maladie essentielle ou primitive, et que la fièvre soutenue, et tous les symptômes par lesquels cette maladie interne se manifeste à l'extérieur, en dépendent ou en sont les effets consécutifs. Cela ressortira mieux encore de l'examen de quelques autres symptômes dont nous allons nous occuper dans le but de les connaître en eux-mêmes.

Le délire de l'entérite aiguë est évidemment produit par l'affection abdominale. L'apparition du délire à une époque de la maladie où la lésion abdominale doit avoir acquis déjà un certain développement, sa fréquence, son intensité propor-

tionnée à celle du désordre abdominal, prouvent
bien qu'il est consécutif, sympathique; sauf à ne
pas perdre de vue qu'après avoir duré un certain
temps, il peut devenir en grande partie idiopathique
et complication, de symptôme qu'il était d'abord.
En effet, l'excitation soutenue de la substance du
cerveau semble devoir produire et produit l'inflammation de ses membranes et l'altération de
son tissu. Les personnes qui se sont livrées à l'observation des effets occasionnés par certains poisons
introduits dans l'appareil digestif, où ils n'ont pu
être absorbés, savent que le délire peut résulter de
leur présence et de leur action sur la surface muqueuse gastro-intestinale. Plusieurs espèces de cham-
pignons vénéneux et partant tout à fait indigestes,
ne donnent lieu que trop souvent à des accidents
cérébraux, parmi lesquels le délire est remarquable
par ses formes et même par sa constance de formes.
Lorsqu'on a pu observer, comme j'en ai eu l'occasion, sur un grand nombre de sujets, les suites
de l'inflammation de l'intestin dans les hernies
étranglées, on n'est plus surpris de voir une affection étendue dans le canal intestinal et propagée
à un grand nombre de ganglions mésentériques
correspondants, amener presque constamment du
délire, surtout pendant une haute température de
l'atmosphère; puisqu'on sait qu'une lésion à peu
près mécanique de l'intestin, son étranglement,
suffit souvent pour l'occasionner, lors même que
la portion d'intestin devenue malade de cette manière, se trouve située comme à l'extérieur de l'abdomen dans un sac herniaire, qui n'a, pour ainsi

4.

dire, plus de communication avec les viscères de cette cavité. Il faut reconnaître que, dans l'état physiologique où l'on croirait les divers organes ou appareils indépendants sous beaucoup de rapports les uns des autres, il existe cependant entre eux une sorte d'équilibre, dont la réalité se manifeste souvent dès que l'altération de l'un d'eux vient l'empêcher de faire contre-poids, ou de conserver, dans ce balancement continuel et réciproque d'influence, la part qu'il doit y exercer.

L'observation suffirait donc à prouver que l'action cérébrale est jetée dans un trouble trop réel lorsque l'altération caractéristique de l'entérite aiguë se développe dans l'intestin grêle et dans les glandes du mésentère; mais les notions anatomiques peuvent encore aider à le comprendre. Pour ne parler que d'une paire de nerfs, et sans tenir compte de l'action de la moelle épinière si apte à recueillir les impressions des viscères pour les transmettre au cerveau, les pneumo-gastriques, après avoir donné de nombreux rameaux aux poumons et à l'estomac qu'ils vivifient, se terminent dans le plexus solaire qu'ils forment en grande partie par leur réunion avec les ganglions semi-lunaires. On sait que le plexus solaire, où VANHELMONT avait placé son archée, est le point d'où rayonnent les nombreux plexus, qui, avec les artères du tronc cœliaque, vont se distribuer aux viscères abdominaux, et le centre où vont aboutir les impressions abdominales dans l'état de santé, à plus forte raison dans celui de maladie. La communication directe de ce foyer d'innervation abdominale avec le cerveau, peut donc, dans certaines

conditions, faire participer l'organe de l'intelligence
au trouble de l'appareil digestif; on concevrait même
que, transmise par les cordons remarquables des
nerfs pneumo-gastriques, la sensation de souffrance
émanée de l'abdomen fut communiquée à la substance du cerveau avant de parvenir à ses circonvolutions supérieures, où l'on a voulu placer le siége
de l'intelligence; et l'on pourrait juger que lorsque
le délire éclate, il y a déjà du temps que les fonctions cérébrales sont modifiées, empêchées. La céphalalgie et le sifflement des oreilles que les malades
éprouvent dès le principe, semblent favorables à
cette opinion.

L'autopsie, avons-nous dit, fait voir une injection
plus ou moins marquée des vaisseaux sanguins de
la surface des hémisphères et de leur substance; une
infiltration sous-arachnoïdienne est souvent tellement prononcée, qu'on ne peut se dissimuler que ce
ne soit là le phénomène cadavérique le plus patent
dans l'encéphale. Si l'on ajoute à cette circonstance
que la pie-mère est alors plus souvent rouge que les
autres membranes, on se trouvera conduit à penser
que l'infiltration sous-arachnoïdienne peut être,
avec raison, envisagée comme une exhalation de la
surface externe de la pie-mère, dont les affections
de tissu n'ont peut-être pas encore suffisamment fixé
l'attention lorsqu'il y avait eu délire; car si une des
trois membranes doit participer au trouble des
fonctions du cerveau, il semble que ce doit être
celle qui revêt le plus immédiatement les circonvolutions de cet organe, et pénètre à une plus grande
profondeur dans leurs interstices; ce qui doit rap-

peler, en outre, qu'elle est d'une bien plus grande étendue.

La substance cérébrale offre les apparences que j'ai signalées en décrivant d'une manière générale les traces de la maladie sur le cadavre : lésée dans ses propriétés les plus délicates, celles qui la rendent propres à élaborer ou à manifester la pensée, elle peut ne l'être nulle part d'une manière évidente dans son tissu. Toutefois, lorsque le délire a duré pendant un certain temps et persisté jusqu'à la mort, l'altération de la substance cérébrale ou de ses enveloppes peut être assez visible pour faire regarder l'affection du cerveau comme ayant pu être finalement idiopathique, ou capable de persister par elle-même si la vie n'eût pas cessé.

Non-seulement le délire qui se manifeste dans l'entérite aiguë est symptomatique de l'affection abdominale, je crois même pouvoir dire que le délire est rarement autre chose dans les maladies aiguës. Appelé auprès d'un malade jeune, fort, dont la santé est dérangée depuis peu de jours, et qui est pris de délire, avec ou sans fièvre, qu'on ne sait à quoi attribuer, ne croyez pas facilement que ce délire soit idiopathique ou dépende d'une affection cérébrale primitive, car ces cas sont fort rares en comparaison de ceux où il est produit par une affection de l'abdomen. Mais, direz-vous, l'auscultation prouve que les organes pectoraux sont sains, et rien n'annonce l'existence d'une affection abdominale; n'importe, méfiez-vous des entérites latentes dont nous avons parlé, et souvenez-vous que le délire est souvent le premier symptôme remarquable par le-

quel elles se manifestent, surtout dans la saison qui
favorise le moins la réaction, c'est-à-dire, lorsque
l'entérite existe en hiver, ce qui est rare dans les
contrées dont je parle. C'est le cas de faire remarquer que les préceptes valent bien moins que les
exemples, et surtout que les exemples vivants, pour
instruire. Le délire est quelquefois tellement prononcé et tellement isolé en pareil cas, que, malgré ce
que je viens de dire, celui qui n'aura pas été témoin
de faits de ce genre, se laissera tromper par les apparences, croira qu'il existe une affection cérébrale
là où il n'y a qu'une entérite, et n'agira guère que
d'après cette idée : et si l'ouverture du cadavre vient
lui offrir les moyens de rectifier son opinion, ce ne
sera pas une raison pour qu'il ne tombe dans la
même erreur une seconde, une troisième, une quatrième fois, à certains intervalles. Il semble que l'observation attentive de l'entérite aiguë, que je crois
pouvoir appeler régulière, dispose à donner de temps
en temps dans ce piége : aussi, ce que j'en dis peut-il
montrer combien est étroite la sympathie qui lie le
cerveau à l'état pathologique de la face interne de
l'intestin grêle, et faire remarquer qu'en pareil cas
l'apparition ou l'existence du délire n'indique nullement une spécificité de cause, ce qu'il est bon
d'avoir constaté dans des faits aussi simples, pour en
avoir des idées plus justes lorsqu'il y a complication,
ou un ensemble de symptômes qui peuvent y faire
croire.

La surdité ou *l'otite,* bientôt suivie d'écoulement
purulent, et *les parotides,* compagnes familières de
l'entérite aiguë, si elles n'en sont pas les suites néces-

saires, paraissent de même nature que le délire, c'est-à-dire, dépendantes de causes qui ne doivent point rappeler les idées de la médecine humorale, car les solides peuvent être d'abord seuls essentiellement lésés dans les maladies qui nous occupent. C'est dire assez que l'otite et les parotides sont souvent dans ces affections un effet de l'irritation de la membrane muqueuse de la bouche, transmise par la trompe d'Eustache[1] et par le conduit de Sténon. Toutefois, l'état du cerveau que nous avons reconnu lésé dans ses fonctions par l'influence de l'affection abdominale, n'est-il pour rien dans la production de ces phénomènes consécutifs?

Il a dû arriver souvent que l'écoulement de la suppuration, qui résulte de l'otite, se soit fait par la trompe d'Eustache dans le pharynx, sans qu'on le soupçonnât, et la fièvre cessait alors, sans qu'il fût possible d'en connaître aussi bien la cause[2].

En voyant la fréquence des otites dans les mala-

---

[1] J'ai vu beaucoup d'angines se compliquer d'otite ou de douleur d'oreille.

[2] Il ne faut pas perdre de vue que la surdité existe chez des malades qui n'ont pas offert la même irritation ou sécheresse buccale; en outre, à une période assez avancée de leur maladie, beaucoup de phthisiques deviennent sourds. Ce phénomène coïncide ordinairement avec le dévoiement auquel ils sont sujets, ce qui annoncerait que l'intestin grêle est alors affecté dans ses *follicules* muqueux. Toutefois la bouche de ces phthisiques peut n'avoir offert aucun symptôme remarquable d'irritation, et à l'autopsie on ne trouve pas toujours l'intestin affecté. Il faut reconnaître que l'irritation de l'oreille peut être sympathique d'une affection de l'intestin grêle ou des poumons dégénérés, et commencer alors par la caisse du tympan elle-même, sans que la bouche ait été préalablement irritée, comme aussi sans qu'il y ait eu délire. La même réflexion est applicable au gonflement des parotides souvent fomenté par une affection même latente des intestins, etc.

dies aiguës, on serait presque en droit de dire que l'organe de l'ouïe a été mal fait par la nature, puisque sa structure est si souvent menacée par des affections dont le siége en est éloigné; mais l'organisation des êtres vivants, et surtout celle de l'homme, est si parfaite lorsqu'on peut la comprendre, qu'il est beaucoup plus sage de dire qu'il existe sans doute de graves raisons que nous n'apercevons pas, pour que les choses soient ainsi. Il est presque inutile d'ajouter qu'à l'autopsie on trouve dans le rocher et la caisse du tambour les traces de l'inflammation remarquable qui vient d'y avoir lieu.

Ainsi donc, tous les phénomènes principaux de l'entérite aiguë, estivale ou inflammatoire, s'expliquent avec une certaine facilité aux yeux de celui qui les a suffisamment observés sur le vivant, et qui en a souvent cherché les traces sur les cadavres : on voit cette maladie naître sous l'influence des causes générales ou des agents physiques ; on la voit ramenée avec constance par la même saison, diminuer lorsque les conditions atmosphériques, connues pour la produire ou la favoriser, agissent avec moins d'intensité, et disparaître avec elles; sa marche est des plus constantes qu'offrent les maladies qui ne sont ni virulentes ni éruptives; les symptômes sont, jusqu'à un certain point, subordonnés les uns aux autres dans leur développement successif; et, placés entre la principale cause productrice, qui est la chaleur solaire, et les altérations offertes par les cadavres comme effet, ils sont d'accord avec l'un et l'autre de ces deux extrêmes, et les lient comme leur intermédiaire nécessaire. Il semble qu'avec de pareilles données on doit pouvoir établir la nature inflammatoire de cette affection et le traitement qui lui convient.

CINQUIÉME SECTION.

Traitement de l'entérite aiguë.

1° *Hygiénique et général.* L'appréciation des causes principales de cette maladie indique assez clairement, ce semble, ce qu'il faut faire pour la prévenir et pour la traiter lorsqu'elle existe. Celle qui agit le plus puissamment pour lui donner naissance, avons-nous dit, est la chaleur atmosphérique, dont la diminution est plus utile que tous les efforts de l'art pour procurer du soulagement à ces malades. Le meilleur moyen de les guérir est donc de placer ceux qui en sont atteints dans un air frais par comparaison, et de leur administrer des boissons délayantes, acidulées, à une température assez basse pour qu'elles produisent une sensation de fraîcheur agréable sur la membrane muqueuse de l'appareil digestif, dont l'état a tant d'influence sur les autres organes principaux. Je ne puis oublier le bien-être que nous éprouvions sous le ciel brûlant de l'Espagne et de la Morée, lorsqu'après une marche fatigante aux ardeurs du soleil, nous pouvions trouver un abri contre la chaleur qui nous accablait! Cette sensation était encore bien plus précieuse pour les malades. Aussi, dans presque tous les hôpitaux du midi de l'Europe, est-il facile de voir que, l'observation devançant les préceptes théoriques, a réalisé ce que la science plus éclairée pourrait demander aujourd'hui d'attention dans la construction de ces établissements, pour les rendre plus propres au but de leur institution. Dans ces contrées, où le soleil qui vivifie est également puissant à détruire la santé, on trouve au rez-de-chaussée de presque tous ces édifices (en Espagne) de vastes salles où règne, dans l'été, une fraîcheur vraiment salutaire. Là, les symptômes de réaction des fièvres continues et les accès des fièvres intermittentes sont souvent modérés avant qu'on ait administré aux malades des remèdes efficaces; et si les moyens d'y faire régner une douce température pendant l'hiver sont restés fort imparfaits, on y a tellement perfectionné ceux de conserver la fraîcheur durant l'été, qu'on pourrait les prendre pour modèles sous ce rapport.

L'air frais qui agit sur la surface du corps en même temps qu'il s'introduit dans la poitrine pendant la respiration, est le réfrigérant le plus capable de modérer l'ardeur de la fièvre qui existe dans ces maladies et partant la lésion qui la constitue; car, si la chaleur de l'atmosphère a puissamment contribué à produire l'affection de l'intestin, l'ardeur fébrile qui se développe à sa suite ne peut qu'y ajouter. Que la chaleur vienne du dehors ou se forme au dedans de nous, dès qu'elle est plus que naturelle et que nous la sentons incommode, elle doit avoir des inconvénients fort analogues s'ils ne sont pas tout à fait semblables. La fraîcheur de l'air est préférable, pour produire le bon effet dont nous parlons, aux autres moyens réfrigérants, sans doute à cause de son action plus étendue, plus égale et plus constante; car les boissons froides et les lavements frais, les fomentations, les aspersions, les affusions, les immersions froides, les bains froids, les applications de glace sur la tête et sur diverses parties du corps, agissent de la même manière, plus vivement même que l'air frais; et c'est précisément cette vivacité d'action, qui, empêchant d'en prolonger l'emploi, oblige souvent à le restreindre à une partie du corps, précaution qui n'en prévient pas toujours assez les inconvénients; car, dès qu'on cesse d'appliquer ainsi le froid sur un espace circonscrit, il s'y fait une réaction capable de détruire en tout ou en partie le bon effet qu'on pouvait en avoir retiré d'abord.

C'est ainsi que les boissons de nature convenable peuvent être d'autant plus utiles, qu'elles sont administrées à une plus basse température; mais cette condition a ses limites, au delà desquelles les boissons froides deviennent elles-mêmes irritantes. Lorsque la fraîcheur ne les rend capables que d'enlever une certaine quantité de la chaleur superflue de notre corps, elles conviennent beaucoup pour calmer son ardeur intérieure; mais si leur température baisse jusqu'à la congélation, par exemple, soustrayant une quantité considérable de chaleur sur le lieu où elles arrivent, dans l'organe où elles sont ingérées, elles provoquent une réaction et deviennent irritantes, d'autant plus, qu'elles sont données en plus grande quantité à la fois et à de plus grands intervalles. Ces inconvénients possibles ne doivent pas empêcher de penser qu'à mesure que l'entérite aiguë sera mieux connue dans le midi de l'Europe, on retirera de plus grands avantages dans son trai-

tement de l'emploi des réfrigérants internes et externes, et surtout des immersions froides et des
bains froids, pendant la saison des chaleurs; car,
comme leur action s'étend à toute la surface du
corps, la réaction qui peut s'en suivre est beaucoup
moins prononcée dans chaque partie, que lorsque le
froid n'a été appliqué que sur un espace limité.
Peut-être aussi en viendra-t-on, avec un peu plus
de confiance dans les lumières acquises sur cette
matière, à débarrasser avec plus de soin les malades
des corps ou des tissus échauffants dont on les entoure avec trop peu de méfiance.

Examinons maintenant ce que doit être 2° le traitement *médical* de l'entérite aiguë.

Une réaction générale ou fièvre symptomatique
de nature inflammatoire et une lésion abdominale
qui offre le même caractère avec la perspective d'irritations et d'inflammations secondaires, exigent,
surtout chez des malades jeunes et robustes, l'emploi des saignées générales et locales. Mais les indi-
cations thérapeutiques ne doivent pas se tirer toutes
du genre de lésion des tissus qui composent le tube
digestif et de la réaction; il est encore essentiel de
voir si le trouble des fonctions de ces organes primitivement affectés n'ajoute pas à la gravité du mal,
en supposant qu'il n'ait pas puissamment concouru
à le faire naître. Lorsque la vessie urinaire est prise
d'inflammation, les antiphlogistiques sont certaine-
ment bien indiqués; mais ce qui n'est pas moins
nécessaire, c'est de favoriser l'écoulement de l'urine;
car, sans cela, la complication qui résulterait de sa
rétention trop prolongée ne manquerait pas d'être

bientôt pire que le mal primitif. Si cette comparaison ne peut pas être rigoureuse, elle est du moins très-propre à faire comprendre mon idée: l'inflammation des parois du tube intestinal n'entraîne pas aussi nécessairement son occlusion, que l'inflammation du col de la vessie occasionne la cessation de l'excrétion urinaire; mais la possibilité, et je pourrais même dire la fréquence de l'altération des matières fécales dans le tube digestif, si elles sont retenues un certain temps pendant la durée des maladies aiguës, est une circonstance dont il faut savoir tenir compte dans le traitement de l'entérite aiguë. Autrefois on purgeait beaucoup dans ces sortes *de fièvres,* d'après des idées qu'on ne peut plus avoir aujourd'hui. Mais des opinions mieux fondées peuvent nous ramener maintenant à faire avec plus de discernement et avec plus de succès une partie de ce que les médecins du dix-septième et du dix-huitième siècles, ont fait aveuglément ou sans motifs bien établis. S'ils ont encouru le ridicule en purgeant à outrance dans des maladies qu'ils croyaient uniquement produites par la bile et les humeurs, ce n'est pas une raison pour ne vouloir plus entendre parler d'évacuants lorsqu'ils seraient indiqués, de peur d'un nouveau Molière. Les médecins modernes n'ont pas à le redouter; et si Molière pouvait revivre, il ne trouverait peut-être pas au-dessous de sa philosophie d'applaudir à leurs travaux.

Puisqu'aujourd'hui la médecine se glorifie avec raison de s'éclairer par l'ouverture des cadavres, demandons-nous s'il est bien vrai qu'à l'autopsie d'individus qui avaient succombé à l'entérite aiguë,

on ait trouvé dans les intestins, surtout dans le
cœcum, des matières fécales en certaine quantité,
dont la présence dans ces organes, après un long
temps de diète de la part des malades, prouvait
qu'elles dataient du commencement de la maladie?
À cette question notre réponse est affirmative. Oui,
nous le répétons à propos du traitement, car nous
l'avons déjà dit à la page 303 en parlant de l'ouverture des cadavres dans la description générale de
l'entérite aiguë : on trouve de ces amas de matières
fécales d'une consistance pulpeuse, lors même qu'il
y a eu habituellement flux de ventre pendant la
maladie, ou du moins dans la dernière période de
sa durée; ce qui prouverait que les contractions
intestinales, moins efficaces que dans l'état de santé
pour expulser les fèces, n'ont souvent procuré la
sortie que des plus liquides, qui passaient entre un
côté des parois intestinales et les amas dont il s'agit;
matières liquides dont ces amas eux-mêmes provo-
quaient en grande partie la sécrétion en même
temps que les plaques ulcéreuses de l'intestin sup-
puraient à leur manière. Il est prouvé d'ailleurs
(BROUSSAIS) que lorsque l'intestin grêle est enflammé
à sa surface interne, il y a souvent constipation ou
défaut d'évacuations; plus tard, par les progrès des
ulcérations, et surtout s'il en existe sur la valvule
iléo-cœcale, comme c'est fréquent, des évacuations
alvines répétées succèdent à la constipation; mais
ces contractions alvines, occasionnées sans doute par
le passage des liquides intestinaux sur les surfaces
ulcérées, n'ont pas le même résultat ou ne produisent pas une évacuation aussi réelle du contenu

que dans l'état de santé. Ainsi, des évacuations fréquentes, liquides, n'exclueraient pas la rétention nuisible dont il s'agit, que peut favoriser d'ailleurs une longue immobilité des malades.

Ces réflexions étaient, ce me semble, nécessaires si elles ne portent que sur des phénomènes vrais et faciles à constater, pour pouvoir ensuite, sans arrière-pensée, parler du traitement antiphlogistique d'une maladie, qui, toute inflammatoire qu'elle est, a son siége dans un tube qui a six à sept fois la longueur du sujet, circonstance qu'il importe de ne pas perdre de vue, à cause des complications qui peuvent en naître.

D'après ces idées, la fièvre serait produite par l'inflammation de la membrane muqueuse de l'intestin grêle, prompte à passer à l'ulcération; et les liquides intestinaux, ou les fèces, ne seraient envisagés que comme pouvant ajouter à la cause, ou devenir complication par leur présence, s'ils étaient longtemps retenus.

Le malade, placé dans un lieu frais, mis à la diète, à l'usage des boissons tempérantes et acidules froides, des lavements, sera d'abord saigné si le pouls et la chaleur de la peau l'indiquent; on pourra lui faire ensuite une ou deux applications de trente ou quarante sangsues sur l'abdomen (moyen qu'on peut remplacer par des ventouses scarifiées), sans préjudice de l'emploi des réfrigérants externes dont il a été parlé plus haut. Après ces antiphlogistiques, qui, pour être utiles, doivent être mis en usage de bonne heure, comme préventifs de l'ulcération intestinale, il faut se demander s'il ne serait pas con-

venable de recourir aux évacuants du canal digestif.
Il m'appartient autant qu'à d'autres d'agiter cette
question, car si les tempérants et les antiphlogistiques, administrés avec constance, suffisent souvent
à la guérison de l'entérite aiguë lorsqu'elle est légère
et même lorsqu'elle se présente avec une certaine
intensité, j'avouerai qu'il m'est souvent arrivé de voir
les antiphlogistiques échouer contre l'entérite intense
et d'une marche décidée, quoique j'employasse ces
remèdes dans toutes les conditions et avec toute la
latitude qui semblaient devoir en assurer le succès.
Je dirai même que j'ai souvent vu naître et se développer l'entérite aiguë chez des militaires forts et
robustes qu'on m'envoyait dès le principe de leur
maladie, et ne pas pouvoir l'arrêter dans sa marche
funeste, lors même qu'elle n'était ni rapide, ni accompagnée de symptômes très-violents. Ce défaut de
succès, je crois pouvoir l'attribuer aujourd'hui à ce
que je m'en tenais trop à l'emploi des seuls antiphlogistiques, dans la crainte d'augmenter un mal, qui
était bien de nature inflammatoire, mais dont on
m'avait trop appris à respecter ce caractère, que les
évacuants du tube digestif n'exaspèrent pas autant
qu'on l'a redouté. Je me trouvais alors conduit à
une résignation bien pénible en présence d'un désordre qui se montrait si supérieur aux ressources de
la nature et de l'art, et les raisons ne manquaient pas
pour justifier cette circonspection, fruit d'une assez
longue expérience. Je ne puis, me disais-je, guérir
les aphtes de la bouche ou la stomatite, si fréquente
parmi les soldats, quoique je sois libre d'appliquer
sur le siége du mal les topiques les plus convenables :

5

est-il étonnant que je n'obtienne aucun succès dans le traitement d'ulcérations intestinales sur lesquelles je ne puis faire arriver ni les boissons, ni les lavements? Et ces réflexions m'éloignaient d'employer les purgatifs, qui, en parcourant le canal intestinal irrité ou enflammé, devaient avoir tant d'inconvénients pour des avantages si peu probables. Je retrouve, dans des notes adressées d'Espagne au conseil de santé en 1827, la question suivante que j'osais proposer, mais que je n'osais résoudre :

« Quels sont les cas et quelles sont les circonstances « de la gastro-entérite aiguë dans lesquels l'emploi « de légers laxatifs peut être utile?» et mes vœux étaient détruits par mes appréhensions.

Il s'est trouvé quelqu'un plus hardi que moi, ou qui, partant d'autres idées, a recouru aux évacuants, devenus, selon ses assertions, un moyen puissant de perturbation dans le commencement et même pendant la durée de l'entérite ulcéreuse typhoïde. L'analogie prouve qu'ils doivent réussir dans l'entérite aiguë telle que je viens de l'exposer, employés surtout avec la modération que prescrit le caractère inflammatoire dominant de cette affection et comme ressource secondaire. Le peu de temps que j'ai passé à Montpellier, après avoir vu la pratique de M. DELAROQUE à Paris en 1835, m'a permis d'autant moins d'acquérir de nombreuses preuves de cette opinion, que nous eûmes alors en Languedoc le choléra, qui semblait avoir suspendu la marche des maladies ordinaires (à Montpellier, il commença le 8 juillet 1835 et dura jusqu'à la fin d'août). Mais les avantages que j'ai retirés des évacuants dans le traitement de l'entérite typhoïde telle que nous l'observons à Strasbourg, me confirment dans l'opinion de leur utilité.

Je dirai par anticipation, que la nécessité de les employer avec discernement et opportunité m'a fait prêter plus d'attention à un symptôme de l'entérite ulcéreuse typhoïde que j'avais beaucoup moins besoin de remarquer lorsque je me bornais à faire usage des antiphlogistiques. Au bout de quelques jours de la durée des symptômes, si l'on presse l'abdomen, qui est chaud, mais non dur, ni ballonné; vers la région iliaque droite où correspond le cœcum, on éprouve une légère résistance offerte par de l'air ou des gaz et des liquides qui cèdent avec un gargouillement que l'on perçoit plus encore du bout des doigts qu'on ne l'entend avec l'oreille. Souvent ce n'est qu'un bruit d'emphysème comparable au craquement qui a lieu lorsqu'on comprime de la neige qui n'aurait pas été tassée. Lorsqu'on vient de donner lieu deux ou trois fois à cette sensation, on a beau continuer à presser, elle ne se produit plus. Chez les malades atteints d'entérite typhoïde, lorsque ce bruit existe dans le flanc droit avant qu'on ne leur administre des purgatifs, il diminue par l'action de ces remèdes, reparaît au bout de quelque temps, pour cesser de nouveau par leur action répétée; en sorte que, joint aux autres circonstances pathologiques, il devient un signe de la nécessité de recourir à leur emploi. Il se reproduit toujours moins à mesure qu'on approche davantage de la guérison, et n'a plus lieu dès le commencement de la convalescence.

5.

Revenons au traitement de l'entérite aiguë inflammatoire pour terminer ce qui s'y rapporte.

Après avoir exposé les caractères essentiels de l'entérite aiguë, comme je l'ai fait, il n'est pas nécessaire de proscrire les toniques et les excitants internes, tels que l'eau de menthe, la liqueur d'Hoffmann, l'extrait de quinquina, le camphre, les vins généreux, ni même les rubéfiants et les vésicants à l'extérieur. Lorsqu'il y a fièvre active produite par la cause ou les causes que nous avons reconnues, tous ces moyens ne peuvent qu'ajouter au mal : on le sent mieux encore qu'on ne pourrait le dire.

La prudence dans le régime pendant la convalescence a été assez recommandée par le médecin qui a le plus accrédité les antiphlogistiques contre cette maladie, pour que je puisse me dispenser d'en parler; il serait difficile d'ajouter à l'effet qu'a produit sa voix puissante; car, non-seulement elle a valu des soins beaucoup mieux entendus aux malades, mais encore elle a fait observer les préceptes de la tempérance par les diverses classes de la société, de manière à rendre moins fréquente la maladie dont nous parlons. Grâces lui soient rendues pour ces résultats; il n'appartient qu'aux hommes supérieurs d'en obtenir de pareils.

CHAPITRE IV.

DES DIFFÉRENCES QU'OFFRE LA MALADIE DONT IL S'AGIT SELON
QU'ON L'OBSERVE A PARIS OU DANS D'AUTRES CONTRÉES DE
LA FRANCE, ETC.

PREMIÈRE SECTION.

Différences des causes.

J'étais resté dans les idées plus naturelles que
systématiques dont je viens d'exposer l'ensemble,
m'inquiétant peu qu'elles concordassent ou non avec
ce qui avait été vu ailleurs, lorsqu'en 1835, je crus
devoir prendre connaissance de quelques ouvrages
qui ont été récemment publiés sur le même sujet
par les médecins de Paris. J'avoue que je ne fus pas
peu surpris des différences que la même affection
offrait dans la capitale, de la dénomination sous laquelle ces écrivains semblaient être convenus de la
désigner, de la manière dont quelques-uns l'envisa-
geaient dans son ensemble ou dans ses détails, des
doctrines qu'ils professaient à cet égard, enfin des
divers traitements qu'ils lui opposaient.

Sous le rapport des causes, je dus être étonné d'a-
bord que la maladie dont il s'agit fût plus fréquente
à Paris l'hiver que l'été. En effet, la lésion intestinale qui en fait la base est la même; et tandis que
dans le midi de la France, en Espagne et en Grèce,
j'avais vu la chaleur y donner lieu presque exclusivement, à Paris elle résultait principalement de l'action du froid ou du froid humide. Je concevais ce

qui se passe dans les pays chauds de la manière que je l'ai expliqué; la chaleur agissait comme un stimulant et produisait une maladie inflammatoire sthénique : mais j'avoue avec franchise que je ne me rendais pas aussi bien compte du mode d'action du froid dans la production d'un tel effet, car j'ai déjà dit (p. 294), que l'explication qu'en donne M. Broussais ne me satisfaisait pas. Les gens du monde qui aiment tant à dire que les médecins ne sont jamais d'accord, auraient beau jeu en voyant que les uns attribuent à la chaleur ce que les autres font dépendre du froid. Mais les uns et les autres peuvent avoir raison en disant vrai sur des choses qui se passent dans des lieux et dans des climats différents.

Je reconnais que le froid agissant sur la surface de notre corps peut y produire l'inflammation aussi bien que le fait la chaleur. Mais il ne s'agit pas ici d'inflammation se développant dans le lieu même qu'irritent les stimulants externes; il est question de celle qu'ils produisent dans des tissus ou dans des organes éloignés, et par l'entremise des forces vitales ou des sympathies. Or, je n'aurais pas cru et je ne comprends pas encore que le contre-coup de l'action du froid sur la surface cutanée de notre corps dût se faire sentir à la face interne de la fin de l'iléon et y produire l'inflammation ulcéreuse des tissus qui sont essentiellement et primitivement lésés dans l'entérite typhoïde. J'aurais compris beaucoup plus facilement que cette cause produisît son effet sur la face interne des voies respiratoires, sur lesquelles elle peut aussi influer directement, puisque l'air s'y introduit pendant la respiration; ou sur la face interne du gros intestin, dont les sympathies avec les téguments, surtout avec ceux des extrémités inférieures, sont beaucoup mieux connues. On sent bien que dans ces réflexions je ne tends nullement à nier un fait; je ne cherche qu'à le connaître ou à l'apprécier, et je suis obligé de convenir que celui-ci renferme une inconnue, un *quid ignotum,* que j'ai dû noter en passant, cet aveu lui-même pouvant me rapprocher de la vérité.

Nous reconnaissons, comme les médecins de Paris, que cette maladie est plus fréquente parmi les sujets de vingt à trente ans. Parmi les militaires, elle montre souvent une sorte de prédilection pour les hommes les plus forts et les plus vigoureux: les soldats du génie et de l'artillerie, remarquables comme tels, font ordinairement des maladies plus graves que les autres, à cause de ces caractères de leur constitution, et parce qu'avec une solde plus élevée, ils peuvent plus fréquemment satisfaire à l'espèce de point d'honneur qu'ils mettent à mieux supporter les excès de table. Chez eux l'entérite aiguë est à la fois plus fréquente et plus intense.

Les observateurs dont je parle affirment aussi que la plupart des jeunes sujets qu'ils ont soignés de la maladie qu'ils appellent la *fièvre typhoïde,* et qui n'est qu'une entérite ulcéreuse typhoïde, étaient étrangers à la ville de Paris et y étaient arrivés depuis peu de temps : c'étaient des ouvriers, des étudiants. Mais pour n'attacher à cette assertion que l'importance qu'elle mérite, il faut remarquer que le séjour de Paris peut être considéré comme un lieu d'épreuve, à cause des difficultés grandes à y vivre aussi bien qu'en province, ou à cause des plus grands efforts qu'il faut faire pour s'y procurer le nécessaire ; de là plus de soucis, que nous avons comptés au nombre des causes capables de produire cette affection. Nous l'avons vue se développer parmi les militaires dans les lieux les plus différents lorsque les causes capables de la produire se trouvaient réunies en assez grand nombre, ou assez intenses. Le séjour de Paris n'offre donc à nos yeux rien de particulier sous ce rapport.

Quant à l'idée qu'on n'a cette maladie qu'une fois dans la vie, elle nous semble prématurée et pouvoir provenir de celle du caractère contagieux de la même affection, qui n'a aucun fondement ; car on sait que la plupart des maladies contagieuses que nous avons dans l'enfance, ne nous atteignent qu'une fois. Peut-être s'est-on laissé entraîner à de telles conceptions par le désir de trouver à la fièvre typhoïde une spécificité de cause et de nature qu'elle n'a pas aux yeux de la plupart des médecins.

Cependant il serait possible qu'à l'aide d'observations faites avec persévérance, on fût conduit à reconnaître que l'entérite ulcéreuse typhoïde ne peut se développer qu'une fois avec intensité chez le même individu. Lorsqu'on veut examiner sur les cadavres la manière dont se guérissent les plaques intestinales exubérantes ou ulcérées qui la caractérisent, on peut ne trouver, aux lieux où elles existaient, que des taches brunes de même dimension, ou à peu près. Le tissu des parois de l'intestin y est devenu moins épais et plus dense en même temps qu'il a subi ce changement de couleur. Ces taches sont des cicatrices faites en grande partie aux dépens des cryptes de Peyer ou de Brunner, qui ont été plus ou moins détruits ou atrophiés. Or, la structure de l'intestin différant là de ce qu'elle était avant la maladie qui a entraîné ce changement, on peut douter que l'inflammation, le boursouflement et l'ulcération puissent s'y développer de nouveau comme la première fois. Et s'il est vrai, comme je le pense, que la lésion de l'intestin soit essentielle et primitive dans l'affection typhoïde que nous cherchons à connaître, il en résulterait que le même individu ne pourrait éprouver celle-ci deux fois dans sa vie, du moins avec le même degré de développement.

Ainsi, ce caractère lui-même, qui semblerait d'abord rapprocher cette maladie des affections éruptives produites par une cause spécifique, pourrait devenir favorable à l'opinion contraire que nous soutenons; il resterait à savoir si les fonctions du tube intestinal ainsi modifié se rétabliraient ensuite dans leur état de perfection primitive.

DEUXIÈME SECTION.

Différences des symptômes.

Lorsqu'on pratique la médecine dans les contrées méridionales où j'ai acquis les opinions que je viens d'émettre sur l'entérite aiguë, il est facile de reconnaître, en lisant les descriptions que les médecins de Paris donnent de leur fièvre typhoïde, que ces deux maladies, identiques dans leur nature, offrent dans leurs symptômes des différences qui tiennent sans doute aux localités. A Paris, les frissons du début reviennent fréquemment pendant les premiers jours : le dévoiement est plus ordinaire et plus intense au commencement de la maladie et dans son cours; il y a plus souvent des signes d'irritation pulmonaire avec rales sibilants et sonores; l'anorexie et les autres symptômes de dérangement des fonctions gastriques ou digestives sont moins rares, la stupeur et le délire plus intenses, les épistaxis plus fréquentes, les taches rouges sur l'abdomen et la miliaire ou les sudamina plus ordinaires. A l'ouverture des cadavres on trouve presque constamment (quatre-vingt-dix-huit fois sur cent) la rate augmentée de volume et altérée dans son tissu, ce qui est rare dans l'entérite aiguë inflammatoire.

Mais fallait-il pour cela changer le nom de cette affection, et lui donner, par exemple, celui de *fièvre typhoïde* qui n'a aucun rapport avec la dénomination toute naturelle sous laquelle on l'avait désignée il y a vingt ans? En agissant ainsi, on semble avoir eu pour but de rompre avec toutes les notions récemment acquises sur les inflammations aiguës de la membrane muqueuse de l'appareil digestif et de sauter à pieds joints au milieu de la médecine humorale. Si l'inflammation ulcéreuse de l'intérieur de l'intestin grêle est réelle et fondamentale dans cette maladie, comme je le crois, il ne fallait pas, ce semble, chercher à la faire oublier par une dénomination qui n'exprime rien de fixe, de positif, et prétendre isoler ces faits de tout ce qui pouvait aider à les comprendre, à les interpréter. Le nom de fièvre entéro-mésentérique donné par MM. Petit et Serres à cette affection était satisfaisant, en ce qu'il rappelait le caractère essentiel de la maladie, s'il lui laissait inutilement la réputation d'être une *fièvre*. En lui substituant celui de fièvre typhoïde, on a l'air de vouloir faire croire qu'on a découvert un mal tout nouveau, que les noms en usage ne pouvaient désigner. En cela les médecins de Paris ont au moins payé le tribut à leurs habitudes sédentaires, qui les empêchent de voir le même phénomène pathologique sous des formes dif-férentes, et quelquefois fort importantes à observer, si l'on veut en apprécier la nature.

Mais voyons ce que les principaux auteurs modernes de notre capitale ont fourni de remarquable relativement à la dénomination de cette maladie.

TROISIÈME SECTION.

Synonymie.

Dans l'ouvrage qu'il a publié sur la *fièvre typhoïde*, en 1829, M. Louis regarde cette affection comme tellement commune en comparaison de ce qu'il veut bien appeler *l'entérite*, qu'elle est devenue la règle à ses yeux, et l'entérite l'exception; car l'entérite n'a pas été niée par M. Louis; il admet l'une et l'autre, ainsi que MM. Chomel, Rostan, Récamier, etc. Mais l'entérite se trouve reléguée si loin, à cause, sans doute, de sa rareté, de son peu d'importance et de danger, qu'on a besoin de se demander et de chercher ce que ces messieurs entendent maintenant par entérite.

Voilà une question que je me suis faite bien sou-

vent en lisant l'ouvrage de M. Louis. Mais en avançant dans cette lecture, on voit, vers la fin du second
volume, que cette distinction de l'entérite d'avec la
fièvre typhoïde, qui est l'entérite ulcéreuse, n'est
qu'une subtilité. M. Louis affirme que dans l'entérite il n'y a pas affection des glandes de Peyer, et
par conséquent qu'il ne se forme point d'ulcérations
dans l'intestin grêle. Il dit aussi que cette maladie
ne donne presque jamais la mort. Sur quatre-vingt-
six malades qu'il a vus en être atteints, deux seulement ont succombé. Vous objecterez sans doute :
« Comment a-t-il su que chez ceux qui sont guéris,
« il y avait eu inflammation de l'intestin et qu'il
« n'y a pas eu d'ulcérations intestinales? » Mais, ce
qui est plus étonnant encore, c'est que des deux
qui sont morts, un seul a été ouvert; M. Louis
donne sa maladie comme le type de l'entérite aiguë;
et, d'après ce qu'il dit lui même, il y avait pourtant quelques ulcérations à la fin de l'iléon; il re-
connaît qu'il *y a eu vers la fin complication avec la
fièvre typhoïde!* Maintenant, comment trouver suffisamment établie l'existence de cette entérite aiguë,
différente de l'entérite ulcéreuse ou de ce que ces
messieurs appellent en masse *fièvre typhoïde?* Il est
évident que cette affection n'est que l'entérite légère,
presque sans chaleur, sans fièvre et sans danger : ce
n'est donc qu'un premier degré de la même maladie. Est-il possible de vouloir ainsi créer des entités
uniquement dans la vue de ne laisser qu'un champ
très-circonscrit à M. Broussais, et d'avoir pour soi
celui de la fièvre typhoïde bien autrement vaste, et
dont on s'emparerait à l'aide d'un mot et d'une sup-

position gratuite? Est-ce là de la logique rigoureuse?

Je ne puis exprimer quel fut mon étonnement, lorsque, dans mon dernier voyage à Paris, assistant, le 13 juin 1835, à une leçon de clinique de M. Ros- tan, sans avoir encore lu l'ouvrage de M. Louis, j'en- tendis ce professeur dire que *l'entérite ne tuait ja- mais.* Quoi, les subtilités auraient conduit jusqu'à proférer de telles paroles! Eh bien! je déclare, moi, que l'entérite tue souvent : qu'obligé dans mes fonc- tions d'indiquer le genre de mort auquel succom- bent les militaires, j'écrivais souvent (en Espagne, en Grèce, à Montpellier), *Mort d'entérite aiguë,* ce que je continuerai de faire lorsque l'occasion s'en pré- sentera, même après avoir lu M. Louis et entendu M. Rostan. Loin de craindre le moindre reproche d'inexactitude pour de pareilles assertions de ma part, je déclare qu'il y a ici quelqu'un qui se trompe et qui doit être redressé : qu'on le désigne.

Nous pouvons voir dans la suite de l'ouvrage de M. Louis à quelles assertions fausses, contradictoires, embarassantes pour lui-même, il a été entraîné en substituant sans nécessité l'expression de *fièvre ty- phoïde* à celle *d'entérite ulcéreuse typhoïde* qui eût si bien convenu à l'inflammation intestinale dont il a rapporté tant d'exemples. A la page 332 de son second volume commence un chapitre intitulé *Affection typhoïde sous forme latente.* Il y rapporte six exemples d'ulcérations nombreuses et considé- rables trouvées dans l'intestin grêle où elles s'é- taient développées sans donner lieu à un trouble général remarquable, et qui ont ensuite parcouru leurs périodes presqu'à l'insu des médecins, tant le calme semblait réel dans l'économie. Toutefois, l'affection était tellement grave, qu'elle a toujours fini par la perforation de l'intestin, d'où résultait une péritonite finale. S'il eût appelé la fièvre typhoïde *entérite typhoïde,* M. Louis aurait pu parler de ces entérites qui, ayant le même siége, produisant à peu près les mêmes désordres, ne donnent pourtant lieu ni à autant de stupeur, ni à autant de fièvre. De ces exemples d'entérite, restée latente alors même que l'affection intestinale était considérable, il en fût venu à nous citer des entérites circonscrites et encore plus latentes, sans être pour cela moins dangereuses, puisqu'il suffit d'*une seule* ulcération pour perforer l'intestin et occasionner la mort, comme M. CHOMEL en cite un exemple, et comme tous les praticiens attentifs en ont rencontré. Alors c'eût été appeler les choses par leur nom : car, que faut-il pour qu'il arrive des accidents de ce genre? que l'inflammation, au lieu de s'étendre, devienne intense sur un seul point des parois intestinales; et, en conscience, peut-on parler d'affection typhoïde comme ayant existé chez des hommes qui n'avaient éprouvé aucune espèce de dérangement, lorsqu'ils ont été pris tout à coup d'une péritonite mortelle? C'est détourner tout à fait les mots de leur acception naturelle : *Typhus* veut dire fièvre avec stupeur (du verbe τυφεω, je suis dans la stupeur). La fièvre typhoïde est une fièvre qui se rapproche du typhus, et dans laquelle les symptômes sont seulement un peu moins prononcés. Si une affection typhoïde est une affection avec fièvre et stupeur, lorsque vous nous parlez d'une affection typhoïde *latente,* c'est comme si vous disiez : *affection avec fièvre et stupeur*, et pourtant *sans fièvre ni stupeur*, car cette expression implique une contradiction aussi manifeste. En effet, si la maladie qu'on désigne ainsi est latente, elle n'est pas typhoïde ; et si elle est typhoïde, elle n'est pas latente. M. Louis sait mieux que personne que ces mots ont la signification que je leur reconnais : pourquoi donc se plaît-il à les employer s'ils doivent obscurcir les idées?

M. ANDRAL a décrit (dans la première édition de son ouvrage), l'entérite aiguë ou ulcéreuse sous le nom d'*exanthème intestinal;* mais cette dénomination semble vicieuse, en ce que les exanthèmes sont des affections qui ont en elles-mêmes la raison de leur existence; qui peuvent se former sur presque tous les points de la surface cutanée; tandis qu'il y a une disposition anatomique, ou de structure, pour que les ulcérations intestinales soient plus fréquentes, plus nombreuses à la fin de la face interne de l'iléon : cette raison, c'est, encore une fois, l'existence des cryptes muqueux, agminés ou isolés. Les mêmes réflexions sont entièrement applicables à l'expression d'*éruption intestinale* qu'on a voulu employer pour désigner la maladie dont nous parlons. La dénomination de *dothinentérite* qui lui a été donnée par M. BRETONNEAU, convient beaucoup mieux, puisqu'elle signifie éruption ou formation de tubercules, de boutons dans l'intestin enflammée; je lui préférerais pourtant celle d'entérite folliculeuse.

QUATRIÈME SECTION.

Différence des idées théoriques ou des doctrines émises sur la maladie dont il s'agit.

Après avoir reconnu le vice des dénominations et la partialité avec laquelle on a voulu les substituer à d'autres beaucoup plus naturelles, que l'usage avait déjà consacrées, voyons quelles sont les doctrines qui ont été émises sur un sujet qui semble avoir fait naître dans quelques esprits une prédilection pour ce qui s'éloigne du vrai, peut-être parce qu'ils manquaient de terme de comparaison lorsqu'ils se sont trouvés appelés à le juger.

Dans le troisième volume (page 3) de sa *Clinique médicale*, M. Andral se demande «quel rôle jouent «les altérations du tube digestif dans la production «des fièvres? quelle est l'influence que doit exercer «sur la thérapeutique des fièvres la connaissance «de la lésion gastro-intestinale, qui, si souvent au «moins, en est le point de départ? Telles sont les «deux principales questions à la solution desquelles «sont principalement destinées les observations «qu'on va lire,» et on sait qu'il en rapporte un très-grand nombre.

A la page 462, résumant ce que sa pratique et celle de beaucoup d'autres médecins ont prouvé à cet égard, il dit:

«Dans les pyrexies qui constituent les divers «groupes morbides désignés sous le nom de *fièvres* «*essentielles,* on trouve très-fréquemment, après la

« mort, quatre-vingt-dix-huit fois sur cent environ,
« des lésions dans le tube digestif...... »

Il ajoute à la page 490 : « Nous venons de voir que
« la dothinentérie, lorsqu'elle existe, naît avec la
« fièvre, ou au moins peu de temps après elle, et
« qu'elle persiste tant que la fièvre persiste elle-
« même. Cette coïncidence de lésions et de symp-
« tômes suffit-elle pour démontrer que la dothi-
« nentérite cause toute la maladie? » Il semble qu'il
va répondre affirmativement. Voici ses expressions :
« Nous répondrions volontiers par l'affirmative, si
« nous ne prenions pas en considération les trois
« grands faits suivants :

« *Premier fait.* Lorsqu'en injectant diverses sub-
« stances putrides dans les veines d'un animal, on a
« produit tous les symptômes qui caractérisent les
« fièvres graves de l'espèce humaine, il est des cas où
« l'on produit en même temps des lésions diverses
« dans la membrane muqueuse intestinale ; on y dé-
« termine en particulier, tantôt divers degrés de tu-
« méfaction des follicules, tantôt des ulcérations.
« D'autres fois, dans ces mêmes expériences, des symp-
« tômes identiques apparaissent sans que l'on trouve
« dans l'intestin aucune trace de lésion. Dans ce se-
« cond cas, les symptômes ne sauraient être attri-
« bués à une lésion des voies digestives qui n'existe
« pas. Dans le premier cas, qui ne voit que la lésion
« intestinale est encore un effet, et qu'elle ne s'est
« développée que par suite de l'introduction des sub-
« stances délétères dans le torrent de la circulation?

« *Deuxième fait.* Les observations précédemment
« citées ne nous permettent pas de douter que dans

« l'espèce humaine, des symptômes tout à fait sem-
« blables à ceux qui coïncident avec la dothinenté-
« rite ne puissent se développer sans elle et sans lé-
« sion aucune du tube digestif.

« *Troisième fait.* L'intensité des lésions qui carac-
« térisent la dothinentérite, n'est pas toujours en
« rapport avec la gravité des symptômes observés
« pendant la vie. Ce fait d'une haute importance
« ressort de la plupart de nos observations. Relisez,
« par exemple, les observations 1, 9, 10, 11 et 12;
« les individus qui en font le sujet n'avaient que les
« symptômes d'une fièvre continue, bénigne (bilieuse,
« légère, inflammatoire). Cependant les lésions que
« nous trouvâmes dans leur intestin, étaient à peu
« près semblables, non-seulement par leur nature,
« mais par leur intensité, aux lésions que nous
« offrirent d'autres individus qui avaient présenté
« les symptômes adynamiques et ataxiques les plus
« graves. Sans doute on peut répondre que chez ces
« derniers il y avait une sensibilité plus vive, un
« éveil plus facile des sympathies, une autre dispo-
« sition que chez les premiers, etc. On peut invo-
« quer l'exemple de bien d'autres maladies où, chez
« différents sujets, à l'occasion d'une lésion identi-
« que, apparaissent des symptômes très-variables en
« nature et en gravité, qui cependant reconnaissent
« cette lésion pour leur cause. Mais c'est que dans
« toute maladie, comme dans la dothinentérite, la
« lésion locale n'est pas tout; et lors même qu'ap-
« paraissant la première, elle est le point de départ,
« et comme le mobile de tous les désordres qui la
« suivent, elle ne saurait jamais être considérée que

« comme un des éléments de la maladie, élément
« insuffisant pour l'expliquer tout entière, insuffi-
« sant aussi pour en déterminer le traitement »
(ANDRAL, *Clinique médicale*, t. III; *Maladies de l'abdomen*, page 490 et 491, 2ᵉ édition, 1830), et
M. ANDRAL vous laisse là. On ne s'y serait certaine-
ment pas attendu. Longtemps avant d'arriver à ce
passage, on peut voir les efforts qu'il fait pour prouver que, dans toutes les fièvres, il n'y a pas affection
du tube digestif, que les maladies d'autres organes
peuvent occasionner la réaction fébrile, sans que
l'appareil digestif y participe : il n'est pas besoin de
dire que c'est au professeur BROUSSAIS que tout cela
s'adresse. Mais cette conclusion à l'aide d'animaux,
dans les veines desquels on injecte diverses substances
putrides, qui aurait pu la prévoir? M. ANDRAL avance
que sur cent exemples de fièvres, appelées jadis
essentielles, on trouve après la mort quatre-vingt-
dix-huit fois des lésions dans le tube digestif: il est
très-disposé, par tout ce qu'il a vu, à regarder ces
lésions comme cause de ces fièvres; mais ce qui l'en
empêche, ce sont quelques désordres trouvés ou
non sur des animaux que les *victimaires* modernes,
comme les nommait VICTOR DESÈZE, ont fait périr
dans les tortures! Est-ce bien sérieusement que
M. ANDRAL nous donne de pareilles raisons pour
conserver ses doutes, ou même pour nier une vérité
pressante? est-ce ainsi qu'on pensait le voir rectifier
des opinions acquises par de longues et pénibles observations et y mettre le sceau? Il suffit de faire remarquer l'insuffisance de son premier fait, les expressions vagues dont il se sert en s'exprimant, pour dé-

montrer qu'il n'y a lui-même aucune confiance. Les deux autres méritent bien moins encore d'être acceptés comme preuves, car il a lui-même suffisamment réfuté le troisième, et la même réfutation est applicable au second. Et cependant, après les avoir donnés, M. ANDRAL se dispense de conclure et passe à un autre chapitre! Je voudrais que, changeant de rôle, s'il en était encore temps, M. ANDRAL surprît un *physiologiste* à lui faire de pareils exposés de motifs et entendre ce qu'il lui en dirait. Il serait au moins en droit de lui reprocher de faire de l'observation *par la seule force de son génie,* comme ALPHONSE LEROY faisait jadis de l'anatomie pathologique.

Si la lésion intestinale est *cause* première dans l'entérite inflammatoire des pays chauds, doit-on facilement admettre que lorsque le désordre local est absolument le même, il soit ordinairement *effet* dans d'autres cas, et que ces deux contrastes soient également fréquents à quelques centaines de lieues de distance? Ce n'est pas là ce qu'autorise à penser l'observation des lois de la nature: elle montre que ses actes sont toujours liés les uns aux autres par une grande analogie, et que rarement elle procède par des changements aussi brusques. Si je n'avais vu l'entérite ulcéreuse qu'à Paris, j'aurais été, relativement à la connaissance de cette maladie, dans la disposition où se trouverait un médecin qui serait entouré de malades atteints de fièvres intermittentes pernicieuses sans avoir eu occasion d'observer auparavant des fièvres intermittentes simples: il lui serait presque impossible de comprendre ces maladies compliquées. Mais lorsqu'on observe d'abord les cas les plus intelligibles, on peut arriver à des notions plus certaines que le sujet ne semblait d'abord le comporter et y tenir sans paraître obstiné.

Nous nous rappelons l'époque où, après tant de siècles d'observation inutile, la lumière vint luire enfin au milieu de ces ténèbres, à l'aide desquelles l'adynamie et l'ataxie avaient eu si peu de peine à remplacer l'état putride et la malignité. Eh bien ! ce changement régénérateur dans la science ou semble vouloir le faire oublier ou l'anéantir. Napoléon disait, après sa chute, que les Français s'étaient épris d'une belle passion pour répudier leur propre gloire : transportant ces expressions de la politique dans la science, on peut dire que des médecins modernes semblent vouloir s'escrimer contre l'évidence tout en parlant de progrès. Ils se trouvent embarrassés de leur bonheur comme ces hommes qui ne savent le supporter et en jouir. Doués de génie, ils souffrent presque des conquêtes qu'il a faites; ils cherchent la lumière et gémissent après l'avoir trouvée, selon l'expression du poëte :

Quæsivit.... lucem ingemuitque repertâ.

C'est parce que le cœur humain se mêle des travaux de l'intelligence, et que, malgré le texte d'un philosophe moderne, il n'y a pas de *raison pure* parmi nous. Voyons si le langage que parlait M. ANDRAL dans sa première édition en 1823, et qu'il a confirmé dans sa deuxième édition en 1830, était celui de M. LOUIS en 1829.

M. ANDRAL avait rendu nécessaire l'ouvrage de M. LOUIS. Les matériaux en furent recueillis depuis l'année 1822 jusqu'à l'année 1827, à l'hôpital de la Charité, dans les salles de M. CHOMEL. Après avoir cité un certain nombre d'exemples de fièvres typhoïdes, tous complétés par l'ouverture des cadavres, M. LOUIS s'exprime ainsi à la p. 104 de son premier volume.

« En résumé, soit que la maladie fût mortelle du « quinzième au trentième jour de sa durée, soit « qu'elle le devînt beaucoup plus rapidement du « huitième au douzième, nous trouvions pour lésion « principale, et dans certains cas pour lésion unique « en quelque sorte, une altération plus ou moins « grave des plaques elliptiques de l'iléum, ulcérées « ou non ulcérées, toujours plus ou moins rouges, « ramollies et épaissies.

. . . .

. . . . . . « Il faut en conclure que le début de « l'altération des plaques elliptiques de l'iléum était « le même que celui de la maladie ; qu'on ne saurait « considérer cette lésion comme un des effets de celle- « ci ; qu'elle en est le caractère anatomique. » Ainsi voilà M. LOUIS plus hardi que M. ANDRAL ; il juge et décide la question ; la lésion intestinale n'est pas un effet de la maladie ; et comme sa constance permet de dire qu'elle n'en est pas une coïncidence ou une complication, elle en est donc la cause. Mais alors pourquoi ne pas l'appeler *entérite ulcéreuse typhoïde?* M. LOUIS a été probablement retenu par la crainte de nuire ainsi à l'existence de son entérite aiguë dont j'ai déjà parlé à la page 341 et suivantes. Il paraît qu'il tenait à créer cette entité. L'entérite devait attaquer seulement la membrane muqueuse et peut-être les autres tuniques intestinales, sans donner lieu à la formation des plaques ulcéreuses qui résultent de l'inflammation des cryptes de Peyer et de Brunner; et la fièvre typhoïde devait atteindre seulement ces cryptes, et épargner la membrane muqueuse intestinale, tout en procédant d'un désordre d'abord général. Nous avons vu que cette distinction n'était fondée sur rien de réel. Je puis soutenir en effet qu'une pareille idée ne sera venue à aucun praticien uniquement occupé de l'observation et du traitement des maladies, et qui serait étranger aux agitations de l'esprit de secte; je puis assurer, pour ma part, qu'elle ne m'a jamais servi de rien au lit des malades. Cette distinction est donc tout au plus une tentative, mais une tentative malheureuse de naturaliste, et ce n'est pas la seule de ce genre qu'on puisse reprocher à M. Louis. Qu'il me soit permis de le dire; ce médecin se laisse beaucoup trop aller à des considérations qui ne sont rien moins que médicales. A la manière dont il divise et subdivise son sujet pour en comparer ensuite les fractions les unes aux autres, on croirait que son œuvre est d'un homme qui ne pensait nullement à guérir des malades, tant ses conclusions ont l'air de s'éloigner de ce but. Aussi, s'accorde-t-on à reconnaître que son ouvrage sur la fièvre typhoïde est des plus difficiles à lire jusqu'au bout. Il n'est pas moins vrai qu'il ne laisse à peu près aucune idée générale dans l'esprit du lecteur, et qu'au lieu de faire saisir des caractères essentiels auxquels on se rattache dans l'occasion, M. Louis a voulu tout exposer, et a tout morcelé, tout confondu. Ce n'est pas ainsi qu'écrivaient Hippocrate, Arétée, Baillou, Sydenham, ce n'est pas ce qu'on retrouverait dans celles de leurs œuvres qui ont fondé leur immense réputation.

M. Louis ne veut donc pas que la maladie dont il s'agit soit une entérite à Paris. Il aime mieux qu'elle y porte le nom de *fièvre typhoïde*. Persisterait-il dans cette résolution, s'il l'avait observée dans les contrées où j'ai acquis les opinions que j'ose exposer? Je ne le pense pas Pour n'avoir pas voulu convenir de ce qui était évident, pour avoir gardé quelque restriction mentale, et s'être mis en contradiction avec lui-même, M. Louis mérite donc aussi d'être classé parmi les hommes qui cherchent la lumière et gémissent après l'avoir trouvée :

Quæsivit.... lucem ingemuitque reperld.

Voyons si nous trouverons plus de fondement aux opinions de M. Chomel, et si elles ont quelque conformité avec celles des deux émules que nous venons de citer; car, il ne suffit pas que ces messieurs s'accordent à ne pas vouloir reconnaître d'inflammation intestinale dans la maladie dont il s'agit, ou à différer de manière de voir avec M. Broussais; il ne serait pas mal qu'ils s'entendissent ensuite entre eux. Nous allons voir que ce n'est pas facile et que *divergence* semble devenir leur devise : *quot capita tot sensus.*

Dans l'ouvrage sur la fièvre typhoïde, publié en 1834 par M. Genest, et qui n'est que la rédaction des leçons de clinique médicale faites sur ce sujet à l'Hôtel-Dieu de Paris, par M. Chomel, on ne commence pas par disserter sur la question de savoir si les ulcérations intestinales sont cause ou effet de

la maladie : mais la manière dont on procède dit explicitement que le développement des ulcérations de l'intestin grêle en est cause, et que les symptômes généraux lui sont subordonnés. En effet, par des ouvertures de cadavre, on montre successivement les divers degrés de cette affection locale, correspondant aux diverses époques ou périodes de la maladie ; les plaques se développant, puis s'ulcérant dans les intestins ; l'aspect et la forme des ulcérations ; puis, dans d'autres cas, on les fait voir se détergeant et se cicatrisant lorsque le mal tend à la guérison, terminaison heureuse que quelque circonstance fortuite vient empêcher, ce qui fournit l'occasion d'ouvrir des cadavres. On n'a vraiment pas besoin de dire qu'on regarde la lésion intestinale comme primitive et essentielle ; on fait mieux, on le prouve. Quant à la fréquence ou même à la constance de l'affection de l'intestin, on affirme que « cette alté-
« ration se rencontre dans presque tous les cas de
« fièvre typhoïde, puisque sur quarante-deux cas de
« cette maladie qui se sont terminés par la mort à
« la clinique, depuis cinq années, il n'en est aucun
« où elle n'ait été trouvée à un degré quelconque. »

Et lorsqu'il s'agit de décider si l'inflammation des follicules intestinaux et des ganglions mésentériques correspondants, est primitive ou secondaire, on déclare (page 537) « que la maladie typhoïde ne
« consiste pas essentiellement dans l'inflammation
« des follicules ; que cette inflammation n'est qu'un
« des phénomènes de cette maladie ; qu'elle appar-
« tient, comme la plupart des inflammations dissémi-
« nées, aux inflammations secondaires ; qu'elle peut

« être comparée, *quant à sa valeur pathogénique*,
« non pas même aux pustules dans la variole, car il
« y a ici toujours proportion entre le nombre des
« pustules et la gravité de la maladie; mais plutôt
« au bubon dans la peste d'Orient. » Ce qui constitue
tout autant de propositions qu'on se sent fort libre
de rejeter, si l'auteur a été libre de les émettre.

Pour ce qui est de la nature de l'affection générale productrice de ces maladies locales, M. CHOMEL
n'en parle qu'à la fin de son ouvrage, et dit être
porté à placer dans les liquides plutôt que dans les
nerfs le point de départ, parce que les affections nerveuses se montrent généralement sans appareil fébrile, et ne laissent jamais de lésion anatomique
après la mort. Ces opinions me paraissent une *résul-
tante* de la position des observateurs et de la *puissance* qui tendait à les éloigner de M. BROUSSAIS.

Quæsivit.... lucem ingemuitque repertâ.

On sait que M. BOUILLAUD regarde la même maladie
comme consistant essentiellement dans une inflammation de la membrane muqueuse de l'intestin grêle,
qu'il combat avec le plus grand succès, dit-il, par
des saignées coup sur coup. Mais, dans l'ouvrage qu'il
vient de publier[1] on voit qu'aussitôt après avoir réprimé, par des saignées abondantes et rapprochées,
le caractère inflammatoire de cette affection, ce qui
lui paraît le plus urgent, c'est de s'opposer à l'infec-

---

[1] *Clinique médicale de l'hôpital de la Charité* ou *Exposition statistique des diverses maladies traitées à la clinique de cet hôpital*, par
J. BOUILLAUD; 3 vol. in-8°; 1837. (Voir les quatre premières observations du premier volume).

tion putride ou miasmatique générale, dont l'abdomen devient le foyer lorsque les ulcérations se forment, ou que des eschares existant à leur surface, s'en détachent. C'est pour prévenir les funestes effets de cette cause septique, capable, selon M. BOUILLAUD, de donner lieu à la stupeur et aux phénomènes adynamiques, qu'il emploie les chlorures en aspersions, en lotions, en bains, en boissons, en lavements, moyens auxquels il associe fréquemment les stimulants diffusibles comme le musc donné par les voies inférieures, pour détruire, sans doute, avec plus de certitude la faiblesse déjà produite par la cause toute puissante à y donner lieu. On voit que cette opinion de M. BOUILLAUD le dirige dans la seconde partie de son actif traitement, et le conduit à plonger dans des bains chlorurés des malades chez lesquels il a reconnu lui-même des engorgements pulmonaires, susceptibles de devenir graves et même funestes, des malades en délire et couverts quelquefois de miliaire ou de sudamina[1]. Mais toute cette théorie peut bien n'être qu'une supposition de la part de M. BOUILLAUD.

La rate étant engorgée et ramollie chez presque tous ces sujets, même dès le principe de leur affection, peut-être serait-il rationnel de chercher aussi dans cette altération organique contre laquelle les bains chlorurés ne peuvent être d'aucune utilité, la cause de la stupeur et de l'adynamie qui sont loin d'être aussi prononcées que le ferait croire M. BOUILLAUD. D'ailleurs, pour être conséquent avec lui-même et chasser la cause infectante, ce médecin ne

[1] *Ibidem.*

devrait-il pas recourir, en pareil cas, aux laxatifs, qui, s'ils n'ont pas tous les avantages qu'on leur attribue, sont au moins exempts des inconvénients qu'on en redoutait? On sait, au contraire, que ce genre de médication de la fièvre thyphoïde n'a pas de plus grand adversaire que M. BOUILLAUD.

Je bornerai là les citations de noms connus dans la science, et qui se trouvent, comme on voit, placés en tête d'opinions peu fondées sur le sujet presque nouveau qui nous occupe.

Ainsi, pour s'être montré difficile à reconnaître un fait conforme à ce que montre l'observation journalière des maladies aiguës, qui prouve la fréquence de l'inflammation primitive des tissus dans leur principe, on a été conduit à embrasser des idées remarquables par leur diversité et par conséquent par leur défaut de fondement. On se serait épargné bien des réflexions hasardeuses en se rappelant que l'inflammation est un phénomène pathologique susceptible d'offrir de grandes différences selon la nature des causes qui la font naître, celle des tissus dans lesquels elle se développe et les circonstances congénères de sa manifestation. Pour ne citer qu'un exemple, pris parmi les phlegmasies les plus extérieures, quel nombre infini de nuances n'y a-t-il pas entre l'érysipèle superficiel produit par la chaleur, et la pustule maligne que fait développer une cause locale, et qui s'accompagne ensuite de symptômes généraux, si promptement funestes lorsqu'on n'y porte remède? Une maladie peut être inflammatoire sans que les antiphlogistiques les mieux combinés en triomphent. J'ai parlé (page 331) des inflammations

ulcéreuses superficielles de l'intérieur de la bouche
que les moyens locaux n'empêchent pas de durer
des mois. Je pourrais dire que trop souvent l'érysipèle ne peut être ralenti dans ses progrès par des
évacuations sanguines, générales et locales, excessives. Certes, il ne faudrait pas conclure de ce non-
succès à la nature non inflammatoire d'une telle affection. Séparer dans l'étude des maladies ce qui est
intelligible de ce qui ne l'est pas, est le meilleur
moyen d'arriver à les connaître.

CINQUIÈME SECTION.

*Nécessité de tenir compte de l'état de la rate dans l'entérite
ulcéreuse typhoïde et manière d'envisager d'autres symptômes différentiels.*

Dans la contemplation de celle dont il s'agit, l'attention ne peut manquer de s'arrêter à l'engorgement de la rate aussi fréquent à Paris, à Strasbourg
et dans tant d'autres lieux où règne l'entérite ulcéreuse typhoïde, qu'il l'est peu dans l'entérite ulcéreuse des contrées méridionales. Quelle est la cause
qui produit cet engorgement déjà positif dès les
premiers jours de la maladie? serait-il lié aux frissons familiers dans son principe, comme il paraît en
dépendre à une époque avancée des fièvres intermittentes? Il est impossible de rien affirmer à ce
sujet. Nous devons toutefois faire remarquer que
cette tuméfaction rapide avec ramollissement de
l'organe splénique, suffirait à prouver que si la fièvre
typhoïde est d'abord une inflammation, cette inflammation diffère des autres phlegmasies abdomi-

nales qui ne furent jamais reconnues comme étant accompagnées d'une telle altération.

Si nous ne pouvons en connaître la cause, nous pouvons du moins tenter d'en apprécier les effets. Il est naturel de penser, comme je viens de le dire, que l'engorgement et le ramollissement rapide de la rate qui ont lieu dans la maladie dont il s'agit, peuvent être pour beaucoup dans la production de la stupeur et des phénomènes adynamiques qui s'y font remarquer. On peut énoncer comme une vérité médicale que les qualités du sang se ressentent promptement de l'état de cet organe, et que, lorsqu'il devient volumineux, mou, quelquefois même comme putrilagineux, le liquide sanguin peut bien, au lieu d'être capable de stimuler les tissus et les organes de l'économie, y porter une influence sédative, sans parler de celle que la rate exerce alors elle-même d'une manière sympathique. Je puis rappeler, pour faire mieux comprendre ce que j'expose, que la rate est tellement gonflée et ramollie chez les individus qui succombent aux fièvres intermittentes pernicieuses, qu'il serait difficile de ne pas voir dans ces changements une des causes puissantes qui amènent la mort. Car, si cet engorgement est de peu d'importance dans les fièvres intermittentes simples, comme il a été dit à la page 99 et suivantes, il devient beaucoup plus digne d'attention dans les fièvres intermittentes pernicieuses, comme nous avons dû le faire observer aux pages 135, 137, 144, 145, 153, 176 et 185. Il ne l'est pas moins dans les faits dont nous nous occupons actuellement. La constance de cette altération à la suite des fièvres intermittentes pernicieuses, a fixé l'attention des médecins français sur la côte d'Afrique, comme elle avait attiré celle de médecins observateurs en d'autres lieux. Le volume énorme de la rate sur les cadavres de personnes qui avaient succombé à des affections soporeuses et cérébrales en apparence, a pu beaucoup contribuer à faire juger que ces affections participaient de la nature intermittente ou rémittente des maladies régnantes, et à les faire traiter avec beaucoup plus de succès par le sulfate de quinine donné à haute dose; qu'il me soit permis de le faire remarquer en passant. J'ai si souvent trouvé la rate grosse et ramollie chez des sujets qui mouraient inopinément et comme de mort subite, après avoir été plus ou moins longtemps valétudinaires et sans fièvre, que j'ai dû reconnaître une diminution réelle de la résistance vitale chez la plupart de ceux qui avaient cet organe dans un tel état. La moindre secousse physique et morale, le moindre trouble porté dans l'économie, peuvent devenir pour eux cause de mort. Ce sont surtout les évacuations sanguines qui sont alors capables de détruire les derniers liens de la vie. Il est peu de malades qui les supportent aussi difficilement que de tels sujets, surtout lorsque ceux-ci n'offrent pas de réaction fébrile ou d'exaltation des phénomènes circulatoires. Je ne crains pas d'attirer sur ces assertions l'attention des médecins praticiens, persuadé qu'ils y trouveront l'explication de plusieurs cas de mort subite dont on chercherait inutilement ailleurs la cause. Ces résultats positifs de l'expérience peuvent faire concevoir jusqu'à un certain point comment les saignées répétées peuvent ne pas être directement efficaces pour guérir l'entérite typhoïde presque toujours accompagnée d'engorgement et de ramollissement du viscère splénique, et ce que cette altération de son tissu et des liquides qu'il contient, peut ajouter aux symptômes et au danger de l'entérite typhoïde.

Nous avons vu dans la première partie de ce travail (note de la page 72), comment on pouvait comprendre à la rigueur la manifestation de *taches rouges* sur la peau dans le cours de certaines maladies aiguës sans qu'il y eût altération des liquides. Dans la fièvre typhoïde où ces taches rosées sont si fréquentes, on peut être d'autant plus disposé à croire que le liquide sanguin et ses dérivés sont altérés, que la *miliaire* ou des *sudamina* se montrent dans beaucoup de cas simultanément, et que ce dernier genre d'exanthème paraît supposer une altération pathologique des liquides vivants. Mais ce ne sont pas des raisons suffisantes pour faire regarder comme décomposé le sang noir des fréquentes *épistaxis* qui ont lieu dans la fièvre typhoïde. Ce sang paraît veineux en effet; mais si l'on songe que chez ces malades, la tête est le centre d'une fluxion annoncée souvent par le délire, l'otite, les parotides, on verra qu'il est prudent de s'abstenir de qualifier de passives des hémorrhagies qui seraient quelquefois le seul signe d'adynamie. J'ai déjà dit que les taches rouges, les sudamina et les epistaxis étaient beaucoup plus rares dans l'entérite aiguë des pays chauds que dans l'entérite typhoïde de Paris, etc.; il en est de même des symptômes de catarrhe pulmonaire sec, qui existent souvent dès le principe de la fièvre typhoïde avec rales sonores et sibilants, ils peuvent être considérés comme nerveux, ou bien comme le produit d'une irritation de la membrane muqueuse des bronches, sympathique de l'inflammation particulière dont celle du canal intestinal est le siége. A mesure que la stupeur se prononce, cette irritatation peut être suivie d'une inflammation du parenchyme pulmonaire par hypostase, ou d'un engouement sanguin (c'est aussi le cas de faire remarquer qu'il est des pneumonies avec symptômes généraux d'affection typhoïde, différentes des pneumonies avec délire actif). Si le traitement *antiphlogistique* de M. Bouillaud a eu souvent les succès dont il parle, c'est peut-être en empêchant l'affection thoracique de se confirmer et de devenir une complication grave de la fièvre typhoïde, comme on put le voir mainte fois en 1837, pendant le règne de la grippe.

Je n'ai rien à ajouter à ce que j'ai dit du *traitement,* en parlant de l'entérite des pays chauds, si ce n'est qu'il doit être moins antiphlogistique et plus évacuant des voies digestives, ou empyrique, dans la maladie appelée *fièvre typhoïde*. Si les frissons du commencement étaient réguliers dans leur retour et très-intenses, peut-être le sulfate de quinine, administré par la méthode endermique, pourrait-il être utile, prévenir l'engorgement de la rate et empêcher que les accidents ne devinssent dangereux en s'engageant sous la forme de fièvre intermittente pernicieuse, comme il arriva à un malade dont M. Andral parle dans sa *Clinique,* et qu'il vit ainsi mourir après un troisième accès. Mais ces faits, rares et exceptionnels, sont de bien peu d'importance lorsqu'il s'agit de poser les bases d'un traitement général.

SIXIÈME SECTION.

Résumé dans lequel les observations et les opinions des médecins de Paris sont mises en parallèle avec ce qui se passe et ce qu'on est conduit à penser dans le midi de la France et de l'Europe relativement aux inflammations fébriles et ulcéreuses du canal intestinal.

1° *A Paris* l'entérite typhoïde, appelée à tort *fièvre typhoïde*, est plus commune l'hiver quel' été.

1° *Dans le midi de la France et de l'Europe* l'entérite aiguë ou inflammatoire est beaucoup plus commune l'été que l'hiver, car elle sévit presque uniquement dans la saison des chaleurs.

2° Elle atteint de préférence les sujets de dix-huit à trente ans récemment arrivés dans la capitale, ou les étrangers qui s'y rendent pour exercer une profession. Comme les exemples les plus nombreux de cette maladie ont été recueillis dans les hôpitaux, on est porté à croire que le défaut d'aisance, ou la misère et les soucis qu'elle entraîne, ne sont pas étrangers comme cause à sa production, les mêmes travaux n'étant pas plus pénibles à Paris qu'ailleurs. Le regret de son pays, des relations affectueuses qu'on vient de rompre et qu'on n'a pas encore remplacées, peut être considéré comme une cause congénère de cette maladie,

2° Les militaires, surtout les soldats et les sous-officiers, sont dans l'âge signalé ci-contre lorsque la maladie les atteint; et je dois ajouter qu'elle est fort rare parmi les officiers, qui sont plus âgés et mènent une vie plus régulière. Elle sévit contre les militaires dans tous les lieux, villes et villages, où des ordres supérieurs les envoient. Après la chaleur solaire, la cause la plus capable de produire cette maladie, dans la saison déjà indiquée, ce sont les écarts de régime, l'abus du vin et des boissons alcooliques. Les affections morales, les passions et les excès de la jeunesse ne doivent être placés qu'après pour leur importance

aussi bien que les passions fougueuses de la jeunesse et l'abus des plaisirs. L'alimentation et la demeure des ouvriers, moins saines à Paris qu'en province, ne doivent pas moins être prises en considération. Les étudiants en droit et en médecine arrivés dans la capitale depuis peu de temps, sont sujets à la même maladie; et, parmi les étudiants en médecine, on a pourtant vu ceux qui étaient bien nourris et bien logés et qui ne fréquentaient encore ni les hôpitaux, ni les amphithéâtres, en être atteints comme les autres sans s'être fatigués à l'étude.

3° A Paris le dévoiement existe souvent dès le principe de la maladie et la précède même. Il y a des frissons intercurrents, des apparences de bronchite; les symptômes appelés *bilieux*, ou de dérangement des fonctions digestives, sont fréquents. La réaction est souvent peu active, la stupeur prononcée, le délire familier, ainsi que le sont les otites et les parotides; il se montre presque toujours des épistaxis et souvent des taches rouges et des sudamina sur le ventre et la poitrine. Les symptômes de faiblesse et de trouble dans l'action nerveuse, ou *ataxiques*, sont ordinaires; la marche de la maladie est comparativement lente, sa durée de vingt-cinq à quarante jours.

et le danger qui les suit. Dans cette énumération des principales causes, je dois faire abstraction des fatigues de la guerre et de tout ce qui peut s'en suivre de nuisible à la santé des troupes.

3° Dans le midi, le frisson du début est ordinairement le seul; il y a souvent constipation au commencement de la maladie, le dévoiement ou la liberté du ventre n'existant qu'après certains progrès, ou au bout de quelques jours. Il n'y a que rarement des apparences de bronchite; les symptômes appelés *bilieux*, ou gastriques, sont excessivement rares; la réaction est plus active, plus prononcée; il y a peu de stupeur, même avec le délire, et presque point d'épistaxis; rarement voit-on des taches rouges et des sudamina. Les otites et les parotides sont assez fréquentes: les symptômes de faiblesse et *d'ataxie* exceptionnels et moins prononcés; la marche de la ma-

4° A l'ouverture des cadavres, on trouve quatre-vingt-dix-huit fois sur cent des ulcérations nombreuses à la face interne de la fin de l'instestin grêle, avec engorgement inflammatoire des glandes du mésentère correspondantes, et quoique cette lésion existe dès les premiers temps de la maladie, d'après MM. ANDRAL, LOUIS, CHOMEL, etc.; M. ANDRAL n'est pas sûr que cette affection organique ne soit pas un effet de la fièvre, lui qui classe pourtant les fièvres continues parmi les affections de l'abdomen : M. LOUIS ne dit pas que cette lésion soit la maladie elle-même, quoiqu'il l'ait prouvé ; il donne à comprendre à qui le voudra, que ce désordre local n'est pas une inflammation ; qu'il peut dépendre d'une cause spécifique, laquelle produit aussi les symptômes généraux, auxquels la lésion intestinale ne ferait qu'ajouter quelque degré de plus d'intensité ; et si l'on trouve, en même temps que ces désordres, des inflammations ou même des ulcérations de l'intérieur de l'estomac, il n'hésite pas à les déclarer consécutives. M. CHOMEL admet une cause ou maladie générale préexistante, qui produi-

ladie est plus rapide. La mort arrive ordinairement en trois semaines, rarement après trente jours.

4° Les ulcérations de l'intérieur de l'intestin et le gonflement des glandes du mésentère sont les mêmes et aussi fréquentes dans le midi de la France et de l'Europe qu'à Paris. Non-seulement ces lésions existent dès le principe de la maladie, mais elles constituent la maladie elle-même ; car celle-ci est une inflammation, une entérite produite en grande partie par la chaleur ou la saison, et qui devient ulcéreuse lorsqu'elle est intense. C'est cette lésion locale qui donne lieu aux symptômes généraux ou de réaction, tels que la fièvre, le délire etc. Il y a toujours entérite avant qu'il y ait ulcération. Celle-ci se développe à l'occasion de celle-là dans les endroits de l'intestin où des cryptes muqueux prédisposent à la formation des plaques ulcéreuses. Il est impossible de distinguer de l'entérite le travail inflammatoire qui produit les ulcérations, *et vice versâ*. Lorsque l'affection est légère, il ne se forme pas d'ulcérations ; lorsquelle est intense, elle se réalisent; mais c'est toujours la même maladie à des degrés différents, et dans laquelle la lésion de la membrane muqueuse offre moins de danger que celle des follicules muqueux.

rait ces ulcérations de l'intestin grêle, en attaquant directement et comme d'une manière élective, les glandes de Peyer et de Bruner, sans qu'il y eût inflammation de la muqueuse intestinale, ou entérite proprement dite. Il faut cependant avouer que les faits cités par lui au commencement de son ouvrage, sont les plus capables de prouver que l'affection ulcéreuse de l'intestin grêle est primitive ou essentielle. Ces messieurs veulent à toute force distinguer l'*entérite* de l'affection qui produit les plaques ulcéreuses. L'entérite, existant chez des malades différents de ceux dont il s'agit, serait fort légère par comparaison, jamais assez grave pour entraîner la mort par elle-même ou sans complication. Il n'est point question dans leurs écrits de matières excrémentielles, retenues en quantité dans le canal intestinal dès le principe de la maladie. Le gros intestin est fréquemment *enflammé, ulcéré,* surtout dans la partie voisine de l'intestin grêle, ce qui peut contrarier directement leurs opinions.

La rate est augmentée de volume, ramollie ; les membranes du cerveau sont plus ou moins injectées avec infiltration sous-arachnoïdienne. Les sections faites dans la substance cérébrale offrent le piqueté rouge des con-

Vouloir les distinguer, c'est se plaire dans les abstractions ; car cette distinction n'est possible qu'après la mort, et encore ne faut-il pas oublier que l'inflammation de la membrane muqueuse disparaît souvent à mesure que les ulcérations, une fois développées, se creusent davantage.

L'entérite aiguë cause souvent la mort. C'est à cette maladie qu'ont succombé la plupart des sujets dont l'ouverture des cadavres m'a donné les opinions que j'expose. Les tissus du cœur et du foie n'offrent pas de ramollissement. L'irritation de l'estomac ou la gastrite, qui a existé dès le commencement de la maladie, s'est dissipée souvent par l'emploi des antiphlogistiques, ou comme si l'affection de l'intestin, qui s'est confirmée, y avait fait révulsion. Cette affection de l'estomac est, comme celle du reste de l'intestin, cause de la fièvre et jamais son effet. Des matières fécales sont souvent retenues dans les intestins, surtout dans le cœcum, depuis le commencement de la maladie jusqu'à la fin. Le gros intestin est plus rarement atteint qu'à Paris. L'inflammation et l'ulcération sont souvent limitées par la valvule iléo-cœcale.

La rate n'est ni engorgée, ni ramollie. Les traces d'affection

gestions sanguines. Les ventricules latéraux contiennent un peu plus de sérosité que dans l'état naturel. Il y a souvent des eschares au sacrum, aux trochanters : les surfaces des vésicatoires sont ulcérées, ayant quelquefois donné lieu à l'écoulement d'un sang ichoreux. Le tissu du cœur et celui du foie sont mous et faciles à pénétrer avec le doigt.

5° L'affection typhoïde peut-être latente.

cérébrale sont les mêmes. Il y a moins souvent des eschares au sacrum, etc. Les plaies des vésicatoires sont moins sujettes à devenir saignantes, ulcéreuses, gangrenées.

5° Si, comme on ne saurait en douter, une affection typhoïde est une affection avec fièvre et stupeur, elle ne peut être latente; si elle est latente, ai-je dit, elle n'est pas typhoïde; étrange confusion des mots les plus consacrés ! Il se trouve que M. Louis cite précisément parmi les affections typhoïdes latentes, toutes celles qui ont opéré la perforation de l'intestin. Ainsi, dans tous ces cas, la maladie était, selon lui, moins typhoïde que dans d'autres, puisqu'elle restait latente; et cependant elle était plus intense, quoique moins étendue, puisqu'elle perforait l'intestin, ce que les autres ne faisaient pas, cet accident ne devant arriver qu'une fois sur sept exemples de fièvre typhoïde terminée par la mort, d'après M. Louis lui-même.

Comment sa main ne s'est-elle pas refusée à tracer ces lignes !

6° Je dois dire pour M. Louis, car son silence ne détruit pas la

6° Dès que M. Louis a admis des affections *typhoïdes latentes,* vérité qui découle des prémisses comme conséquence rigoureuse, qu'une affection typhoïde tout à fait apyrétique peut produire la perforation de l'intestin. Il s'est bien gardé d'établir cette proposition. En effet, c'est un être bien bizarre qu'une affection typhoïde sans fièvre ni stupeur, et qui peut avoir seulement la grandeur d'un centime.

Mais je ne fais, en l'écrivant, qu'exprimer ce qu'il a décidé.

rien ne doit plus surprendre. Il n'a voulu en citer que des exemples qui offrissent quelques symptômes généraux: mais on peut croire qu'il en possédait d'autres dans lesquels l'affection était tout à fait locale. Il doit avoir vu des cas de ce genre avec perforation de l'intestin; car j'en ai rencontré, moi qui ai recueilli moins d'observations que M. Louis. Je les appelais des *ulcérations intestinales latentes*, dont les progrès, favorisés par les écarts de régime du sujet, qui ne se croyait que peu ou point malade, avaient occasionné la perforation de l'intestin, une péritonite aiguë et la mort. M. Louis nous dit que c'est encore là une affection typhoïde. Je ne vois pas alors pourquoi il ne désignerait pas sous ce nom un coup d'épée dans le ventre qui aurait ouvert l'intestin. Quelle aversion pour les entérites ou *inflammations ulcéreuses* de l'iléon! Il déteste celles qui sont locales, circonscrites et apyrétiques, comme celles qui sont étendues, avec réaction générale et stupeur. Il ne veut voir ou du moins appeler de leur nom ni les unes ni les autres. Prenez garde, ami lecteur, que cet aveu eût fait preuve pour le reste, et M. Louis s'est écrié: *typhus partout... quand même!!*

7° Le traitement de la fièvre typhoïde doit varier selon les

7° L'entérite aiguë des pays chauds s'étant toujours offerte à

symptômes, disent les auteurs déjà cités. Les vomitifs conviennent lorsque les symptômes gastriques ou bilieux prédominent; s'il y a peu de réaction, faiblesse ou adynamie, on donne les toniques, les vins généreux. S'il y a des symptômes nerveux ou ataxiques, on prescrit les stimulants ou les excitants. M. Chomel a tenté un traitement spécifique ou désinfectant par les chlorures donnés en solution à l'intérieur et en lavement. M. Bouillaud applique à la fièvre typhoïde son remède favori, c'est-à-dire, les saignées générales et locales *coup sur coup*, et y fait succéder les chlorures administrés par diverses voies, les toniques et les stimulants. MM. Delaroque et Piesagnel ont préconisé dans ces derniers temps un vomitif (l'émétique en lavage) suivi de laxatifs, d'eau de Sedlitz[1], de sulfate de magnésie, de calomel, d'huile de ricin, donnés à peu près journellement, pendant toute la durée de la maladie; et M. Delaroque affirme avoir obtenu des succès incomparablement plus marqués et des convalescences plus courtes. Ainsi, le traitement de la fièvre dite typhoïde serait tout à fait

[1] Dans les hôpitaux militaires nous n'avons ni eau de Sedlitz, ni sulfate de magnésie.

moi comme un résultat de causes stimulantes, avec des symptômes inflammatoires dominants, et, après la mort, avec les caractères d'une inflammation ulcéreuse des intestins qui avait déterminé le gonflement des glandes du mésentère, etc., j'ai longtemps été dans l'idée que la diète, pendant presque toute la durée du mal, les saignées générales et locales dès son principe, les délayants à une basse température, aidés des injections anales, de la respiration d'un air frais pendant le reste de la maladie, étaient les moyens fondamentaux et presque invariables de son traitement. Les succès de M. Delaroque s'étant confirmés à Paris en ma présence en 1835, je crois devoir faire succéder les laxatifs aux antiphlogistiques, car j'en ai déjà retiré des avantages réels.

Depuis que j'ai à traiter la fièvre typhoïde commune à Strasbourg, je tiens compte de l'état de la rate dans le principe, ainsi que du retour des frissons, afin de ne pas pousser trop loin l'emploi des antiphlogistiques. Je redoute assez les toniques et les excitants donnés à l'intérieur, pour les proscrire entièrement, quels que soient les symptômes de faiblesse et de désordre des centres nerveux, et par cela seul qu'il y a des ulcérations aux intestins, gonflement des glandes du mé-

différent de lui-même , selon les divers aspects de la maladie, ou la manière de voir des observateurs; et, si l'on en excepte celui qu'exalte M. BOUILLAUD et celui de M. DELAROQUE, tous seraient établis sans avoir trop d'égard à l'ulcération des intestins, qui est pourtant l'altération la plus constante et la plus grave qu'il y ait dans cette maladie. Je n'ai vu nulle part qu'on prît en considération , du vivant des malades, l'état de la rate, organe dont les altérations dans la maladie qui nous occupe méritent tant de fixer l'attention du praticien , comme capables d'influer sur ses déterminations thérapeutiques.

8° L'entérite typhoïde ou la fièvre typhoïde n'attaque qu'une fois dans la vie. Les étudiants en médecine qui commencent à fréquenter les hôpitaux et les amphithéâtres payent quelquefois le tribut à cette atmosphère en subissant cette maladie ; mais après cette épreuve de leur constitution, ils en sont à l'abri et peuvent vaquer sans aucun danger à leurs occupations journalières. Il en est de même des novices ou jeunes sœurs hospitalières qui apportent toute la fraîcheur de la jeunesse dans des établissements où l'air est parfois si différent de l'air extérieur. Ce teint fleuri, cette richesse de sang des nouvelles postulantes, est un luxe de

sentère, etc. Je n'applique guère ni vésicatoires ni synapismes , et j'évacue avec confiance par des sels neutres, comme je l'ai vu faire et fait moi-même avec le plus grand succès, surtout si je vois les malades à une époque où le désordre intestinal ne peut pas encore avoir fait de grands progrès.

8° L'entérite aiguë inflammatoire ne semble pas être une maladie, qu'on n'a qu'une fois et qu'on subit par une sorte de fatalité, c'est-à-dire , par une cause incompréhensible et *inévitable ;* car toutes les maladies qu'on n'a qu'une fois, sont pour nous généralement inévitables. Les causes de l'entérite aiguë ou inflammatoire sont connues, comme nous l'avons déjà dit; on peut suivre leurs effets se développant graduellement; on peut les produire jusqu'à un certain point, conformément à l'expérience de l'influence des saisons. Ainsi, lorsqu'on a dit qu'on pouvait donner lieu à une pleurite, à une péritonite, à volonté chez les animaux,

vie qui semble devoir être réprimé pour se trouver analogue à ce qui est l'état prospère dans ces asiles de la souffrance. Il l'est souvent, en effet, par la fièvre thyphoïde qui passe son niveau sur les constitutions les plus différentes, comme pour les ramener à un type commun, décoloré, peu sanguin, ayant plus d'adresse et d'intelligence que de force, désormais hors d'état d'éprouver les mêmes phénomènes morbifiques, caractéristiques de la maladie dont nous parlons. Le nom de *dothinentérie* ou *dothinentérite* donné à l'entérite ulcéreuse par M. BRETONNEAU, qui affirmait en outre sa contagion; celui d'exanthéme intestinal que lui assigna M. ANDRAL, et qui semblait rapprocher cette affection de tant d'autres maladies exanthématiques et contagieuses, pouvaient, avec l'impossibilité d'une deuxième atteinte, faire regarder celle-ci comme telle.

mais non à une fièvre typhoïde, parce que la cause en est spécifique, ce raisonnement n'est point applicable avec rigueur à l'entérite aiguë inflammatoire, qu'on peut voir paraître et se développer sous l'action de causes connues. Si on le restreint à l'entérite, ou fièvre typhoïde des médecins de Paris, et qu'on affirme qu'on n'a cette maladie qu'une fois, je trouverai que la connaissance anatomique ou approfondie de cette affection est encore d'une date bien récente pour émettre une pareille opinon. Il semble prudent d'observer encore pendant bien des années, avant de pouvoir affirmer avec certitude, d'autant plus qu'une telle idée rapproche de celle de contagion, qu'un praticien distingué avait admise avec un peu trop d'empressement pour la fièvre typhoïde dans ce siècle anti-contagioniste.

J'ai fait remarquer aux pages 338 et suivantes, que s'il était vrai que l'entérite ulcéreuse typhoïde n'atteignit qu'une fois dans la vie, il serait peut-être possible de l'expliquer par les changements que la première attaque du mal aurait produits dans les cryptes intestinaux de Peyer et de Brunner; et ce caractère, au lieu d'ajouter à la nature mystérieuse du mal, déposerait encore en faveur de notre manière de l'envisager, en le faisant voir comme existant

d'abord et d'une manière essentielle dans les follicules muqueux agminés, ou isolés, de l'iléon pris
d'inflammation ulcéreuse.

Je dois ajouter, pour dire *toute la vérité*, comme
j'ai parlé *sans haine et sans crainte*, que, sans avoir
encore lu les livres dont je viens de parler, je remarquai à la fin de septembre et au commence-
d'octobre 1834, à Montpellier, quatre ou cinq
exemples d'entérite aiguë, qui, au lieu d'avoir l'aspect
inflammatoire, offraient les apparences typhoïdes
ou une certaine stupeur. Je les fis observer aux étudiants qui suivaient ma visite, assurant que si nous
eussions été dans les fortes chaleurs du mois d'août,
ces malades auraient succombé, mais qu'ils allaient
se rétablir sous l'influence de la fraîcheur atmosphérique qui avait tout à coup succédé, au commencement de septembre, à des chaleurs insupportables.
En effet, ces malades furent bientôt hors de danger.
Celui chez lequel les caractères typhoïdes furent plus
marqués, était un jeune lieutenant d'artillerie qui
venait d'Alger. Passant à Montpellier à la fin de septembre, il fut pris subitement et sans cause connue
de cette affection, qui commença par une irritation
thoracique, et fut bientôt suivie d'un tel état d'ac-
cablement, que le malade faisait dans son lit sans
s'en apercevoir.

Il était sourd, avait le pouls fréquent, mais peu
développé; la réaction n'était pas forte. Il y eut
quelques épistaxis. Cet ensemble de symptômes était
nouveau pour nous, et d'un aspect bien différent
des entérites aiguës et funestes que nous avions eues
à traiter aux mois de juillet et d'août; mais, passé le

mois d'octobre, nous ne vîmes plus rien de pareil.

Cinq à six exemples semblables se montrèrent en 1835, à la même époque, c'est-à-dire, à la fin de sep- tembre et au commencement d'octobre. Nous pouvions penser qu'ils seraient les seuls de ce genre que nous aurions occasion d'observer avant le retour des chaleurs. Cependant, le 5 décembre, il nous vint encore un soldat du 26ᵉ de ligne, malade depuis cinq jours, et qui offrait l'ensemble des symptômes de l'entérite typhoïde commençante, quoique depuis le milieu de novembre le temps fût très-froid à Montpellier. Cette circonstance devait rendre plus étonnante à nos yeux l'apparition de cette maladie. Elle ne pouvait être regardée comme la suite des affections de l'été ; mais plutôt comme le résultat de l'action d'une basse température. Une saignée du bras, faite le 6, une application de quarante sangsues sur le ventre le 7, l'émétique donné en lavage le 8, le 9 l'eau de Sedlitz, le 10 deux onces d'huile de ricin, et le 11 un laxatif, firent disparaître complétement les symptômes ; le malade fut bientôt en état de se lever et de manger le quart des aliments. Toutefois, avant que je cessasse de le voir, c'est-à-dire, avant le 2 janvier 1836, il avait éprouvé par imprudence, ou autrement, une sorte de rechute caractérisée par de la fièvre et un peu de dévoiement ; mais la diète le rétablit bientôt.

Rien n'annonçait que ce genre d'affection dût être fréquent, ou se montrer encore pendant l'hiver. J'ai rapporté à la page 295 la lettre que m'écrivit M. Bermond, le 18 juillet 1836, pour m'annoncer que, depuis mon départ, il ne s'était plus montré de maladies de ce genre dans l'hôpital Saint-Éloi[1].

Je partis de Montpellier le 3 janvier 1836. En passant à Lyon, où je visitai l'hôpital militaire, j'appris que cette maladie y était assez fréquente. On me l'avait également affirmé le 1er juillet 1835, époque à laquelle je passai par cette ville en revenant de Paris. Arrivé à Strasbourg le 9 janvier 1836, je pris mon service à l'hôpital le 15. L'entérite typhoïde y était fréquente, quoique assez légère. Les épistaxis étaient rares et plus encore les taches rouges et les sudamina. Je me rappelai bien qu'en 1831, époque à laquelle j'arrivai à Strasbourg, le 30 janvier, pour être chargé du même service, à dater du 12 février, il n'existait point autant de ces entérites ulcéreuses. Cette année 1836, sur soixante-dix malades, j'avais dans ma salle six à sept exemples de cette maladie. M. Roux, médecin en chef de cet hôpital, à qui j'en parlai, ne faisait pas remonter la fréquence de cette affection à plus de dix-huit mois. Parmi les régiments de la garnison, il y en avait qui étaient à Strasbourg depuis près de deux ans. Le chirurgien-major du 19e léger se rappelait parfaitement qu'à leur arrivée à Strasbourg, qui eut lieu en mars 1834, son régiment était exempt de cette maladie, qui ne le prit même pas bientôt après qu'il y fut caserné.

Le 42e régiment d'infanterie de ligne était arrivé à Strasbourg quatre mois après, c'est-à-dire en juil-

---

[1] J'avais prié un jeune confrère d'une solide instruction, qui était alors en Corse, d'être attentif aux faits de ce genre qui se présenteraient à son observation. Il me dit, le 11 mars 1836, à Strasbourg, où il arrivait, n'avoir point vu de fièvres typhoïdes en Corse dans son service.

let. Le chirurgien-major de ce régiment me donnait la même assurance qu'au commencement de son séjour dans cette place, ce régiment était dans un état sanitaire satisfaisant, et que l'entérite typhoïde ne l'atteignit que quelques mois après.

Le 4ᵉ régiment d'artillerie n'avait presque perdu personne à Rennes. Arrivé à Strasbourg en juillet 1835, il avait eu déjà bon nombre de malades et de morts par l'entérite typhoïde, lorsque j'y vins moi-même.

SEPTIÈME SECTION.

Conclusion.

Tout ce qui précède prouve qu'il doit exister à mes yeux deux nuances prononcées d'entérite aiguë avec ulcération des intestins, engorgement des glandes du mésentère, etc., l'une inflammatoire, familière l'été dans les pays chauds, et que j'ai suffisamment signalée ; l'autre moins inflammatoire et plus typhoïde, plus fréquente l'hiver dans d'autres contrées, et dont j'ai également fait ressortir les caractères. Celle-ci, encore récente dans beaucoup de départements, affecte de préférence certaines localités, la capitale surtout, paraît tenir à une cause ou à des causes moins évidentes que l'action de la chaleur, à une influence dont il m'est jusqu'à présent moins facile de me rendre compte. On ne doit pas être étonné que, développée dans des conditions aussi opposées que le sont le chaud et le froid, la maladie dont il s'agit soit différente d'elle-même, sans cesser pour cela d'être une inflammation ou

une entérite. Si l'on n'admettait pas quelque circonstance particulière dans la cause de son développement et de sa fréquence pendant l'hiver dans
les contrées froides de la France, il faudrait établir
en thèse générale, que l'action du froid, et surtout
du froid humide, produit à la surface interne de
la fin de l'intestin grêle et quelquefois du commencement du gros intestin, les ulcérations que nous
avons mentionnées. Or, j'ai déjà dit que je ne
croyais pas cette proposition admissible sans réserve.
Maintenant, l'entérite typhoïde s'étend dans des contrées où on ne l'avait pas encore remarquée. Mais
pour aussi fréquente qu'elle devienne, elle ne peut
faire oublier l'entérite inflammatoire par les médecins qui l'avaient attentivement observée auriparavant.

Le rédacteur de la *Gazette médicale* de Paris (numéro du 6 janvier 1836) s'étonnait d'avoir vu dans
la notice des travaux de la Société royale de médecine de Bordeaux, pendant l'année 1835, « que les
« fièvres typhoïdes, qui sont si communes et si meur
« trières à Paris, à Lyon, à Rouen, dans toutes les
« grandes villes; et qui, pour parler plus exacte
« ment, y règnent constamment; sont si rares à
« Bordeaux, que des années se passent sans que les
« praticiens les plus occupés en observent quelques
« cas. Ce fait énoncé d'une manière aussi affirmative,
« disait-il, a besoin d'être constaté, et, s'il est exact,
« doit fixer l'attention des hommes qui s'occupent
« spécialement de l'étiologie des maladies. »

Une occasion précieuse s'offrit pour moi d'avoir
des renseignements sur ce sujet. M. BARNETCHE,

professeur d'anatomie et de physiologie à l'école secondaire de médecine de Bordeaux, membre de la
Société royale de médecine de la même ville, étant
venu à Strasbourg, où il se proposait de concourir
pour la chaire de physiologie vacante à la faculté,
je le priai d'éclaircir mes doutes sur cette préten-
due rareté des fièvres typhoïdes à Bordeaux. Il
me dit que cette particularité avait, depuis quelques années, fixé l'attention des médecins de
cette ville, et que dans les séances de la société
royale de médecine, où se réunissent les médecins des hôpitaux et les praticiens les plus occupés,
il en avait été souvent question. Il m'assura que
le fait était vrai, et qu'il avait été assez attentif à
tenir note des décès qui avaient lieu par cette cause
et des observations faites sur ce genre de maladie,
pour pouvoir affirmer que, depuis le mois d'octobre
1836, jusqu'au mois d'octobre 1837, par exemple,
il n'y avait pas eu dans toute la population de Bordeaux, qui est de 98 à 100,000 âmes, quarante cas
de fièvre typhoïde. C'est assurément une bien faible
proportion. Lorsque ce confrère me garantissait la
vérité de cette assertion, c'est-à-dire le 19 octobre
1837, sur quatre-vingt-six malades que j'avais dans
mon service à l'hôpital militaire de Strasbourg, il y
en avait six encore atteints de fièvre typhoïde grave :
six venaient d'éprouver cette maladie et étaient en
convalescence : quelques-uns conservaient une disposition au dévoiement qui était inquiétante. C'est
un bonheur remarquable pour la ville de Bordeaux
d'avoir été exempte du choléra, et de souffrir aussi
peu de la fièvre ou de l'entérite typhoïde. Nous

croyons pouvoir citer cette presque immunité comme un nouvel exemple de l'influence qu'exercent les localités et les divers climats sur le développement et les différences de l'entérite ulcéreuse typhoïde. Cette preuve est assez facile à examiner sous tous les rapports, pour que les médecins les plus sceptiques ne puissent la révoquer en doute. Elle est de nature à démontrer que la maladie dont il s'agit est loin d'être partout identique et produite par une sorte de fatalité.

Qu'on ne croie pas qu'elle soit toute l'année, à Strasbourg, aussi fréquente que je viens de le dire, et qu'elle attaque dans cette proportion les habitants de la ville. Elle a été rare pendant les mois de juillet, août et septembre. Elle s'est manifestée avec quelque intensité au commencement de ce mois (octobre), peut-être à l'occasion du froid qui se fit sentir quelques jours par un vent d'est pénétrant; mais depuis, elle n'a pas continué de se développer avec cette activité.

Si elle attaque de préférence les militaires (et parmi eux les plus robustes, car les artilleurs viennent encore de subir, plus que d'autres, son atteinte dangereuse), il ne faut pas oublier d'ajouter aux circonstances de leur vie, indiquées à la page 292 et suivantes, comme pouvant être des causes prédisposantes, la nécessité où ils sont de passer les nuits, qui n'existe pas pour les autres classes de la société.

Le traitement de l'entérite ulcéreuse typhoïde semble donc devoir être moins physiologique qu'expérimental ou empyrique. Dans celle des pays chauds, nous pouvons remonter aux causes pour les éviter, les corriger et prévenir leur action ; pour l'autre, c'est d'autant plus difficile que ses causes ne nous sont pas aussi bien connues. Toutefois, pour procéder avec méthode, nous avons cru devoir prendre un terme de comparaison dans celle de ces deux maladies qui nous paraissait plus intelligible ; c'était le moyen de faire comprendre l'autre, en la lui comparant, car elles se ressemblent sous beaucoup de rapports.

Je crois que désormais il serait difficile aux médecins de s'entendre sur ce sujet, sans admettre la distinction qui vient d'être établie.

TROISIÈME SECTION.

Coup d'œil sur l'entérite ulcéreuse considérée dans d'autres climats ou latitudes.

Il serait d'un grand intérêt d'examiner les différences que peut offrir cette maladie dans divers climats, chez différents peuples. Mais, comme elle est encore peu connue dans le nord ou même dans le centre de l'Europe, où ses lésions anatomiques n'ont pas été suffisamment constatées, de pareils rapprochements sont encore fort difficiles. N'oublions pas d'ailleurs que nous sommes à une époque de transition relativement à l'étude de certaines maladies aiguës du canal intestinal, ce qu'annoncent les ravages du choléra et ses trop fréquents retours dans les contrées où il avait déjà existé ; et nous sentirons que pour pouvoir bien apprécier ce que sont les maladies *catastatiques*, c'est-à-dire produites par les saisons ou par la seule intensité de leurs causes ordinaires, il faut avoir laissé disparaître les traces d'épidémies qui nous entourent encore de toutes parts. Pour ce motif, je m'abstiendrai de parler de la manière dont se développe la fièvre typhoïde en Russie, où j'ai eu occasion d'observer, et où j'ai subi moi-même le typhus des armées. Je crois pouvoir énoncer seulement que, tandis que tout ce que nous venons de dire se rapporte à la maladie qu'on peut appeler le typhus *abdominal*, le typhus du nord, produit surtout par le froid, est principalement *cérébral*, le froid affectant le cerveau comme organe sensible et calorigène. Cependant, nous pouvons énoncer, dès à présent, certaines vérités démontrées pour nous, qui avons vu se reproduire, avec une constance physiologique, les faits d'où elles dérivent.

CHAPITRE V.

RÉFLEXIONS AUXQUELLES IL EST NÉCESSAIRE DE S'ARRÊTER POUR LIER CE QUI PRÉCÈDE AUX DOGMES DE LA SCIENCE.

PREMIÈRE SECTION.

Considérations sur les affections qu'éprouve la membrane muqueuse digestive sous l'influence des agents physiques généraux, ou par les causes déjà mentionnées.

Un des tissus de l'économie vivante dont la lésion produit le plus grand nombre de maladies, et je dirai même de maladies mortelles, est, sans contre-

8.

dit la membrane muqueuse de l'appareil digestif. Cette proposition rappelle que la cause doit en être dans la grande diversité de substances plus ou moins actives que le besoin de l'alimentation, la nécessité des circonstances, ou nos goûts et nos caprices nous portent à ingérer, et qui, une fois introduites au dedans de nous, doivent parcourir un canal d'une extrême longueur, d'une texture délicate, dont les moindres altérations de tissu peuvent être si fâcheusement compliquées par les fonctions. Certes, voilà une source bien féconde de maladies, dont personne ne saurait contester la réalité. Mais elle n'est pas la seule; et lors même que l'alimentation se fait dans toutes les conditions désirables pour le choix et la quantité de ses matériaux, l'appareil digestif peut être sérieusement lésé, quoique d'une manière indirecte, par l'influence des agents physiques généraux, si l'on s'expose à leur action alors qu'elle est trop intense, si on la subit trop longtemps, ou d'une manière intempestive. Pour ne pas interrompre le sujet que nous traitons, examinons l'influence de la chaleur atmosphérique sur l'appareil digestif dans l'intention d'en comparer les effets selon la partie qui en est affectée, et pour montrer combien sa sensibilité à cette cause est remarquable ou distincte, au milieu du trouble plus ou moins dangereux qu'en éprouvent les autres organes.

Nous avons vu (page 67) que la membrane muqueuse de l'intestin grêle et de l'estomac en était excitée, irritée, enflammée, et que cette inflammation se réalisait ordinairement dans ses progrès en des ulcérations par plaques, qui se formaient à la partie de cet intestin la plus voisine de la valvule iléo-cœcale (p. 291).

J'ajoute maintenant que *souvent* ces ulcérations ne dépassent pas cette limite, qui est probablement dans l'état naturel un lieu de séjour prolongé pour le résidu des matières alimentaires; que le reste de ce canal, ou le gros intestin, est fréquemment exempt de lésion[1], du moins de lésion grave lorsque l'intestin grêle en a subi de nombreuses et capables d'entraîner la mort. Voilà une première vérité que révèle l'ouverture des cadavres après l'observation des maladies que nous venons de considérer en détail. Je sais bien que dans des cas d'entérite aiguë on trouve quelquefois le cœcum, et même le colon participant à l'inflammation de l'extrémité inférieure de l'intestin grêle; et que dans des cas de colite intense ou de dysenterie, on voit aussi la portion inférieure de l'intestin grêle affectée d'inflammation avec ou sans ulcération, jusqu'à quelques pouces ou plusieurs pieds au-dessus de la valvule iléo-cœcale. Mais plus souvent encore on voit la lésion de l'intestin grêle dans l'entérite aiguë ne descendre que jusqu'à la valvule iléo-cœcale, dont une surface (celle qui est tournée vers la cavité de l'intestin grêle) est couverte d'ulcérations, tandis que celle qui regarde la cavité du cœcum en est tout à fait exempte; comme aussi, dans la colite aiguë et chronique, avec ou sans exhalation de sang ou dysenterie, on voit l'inflammation ulcéreuse et la

---

[1] Voyez la seizième observation du tome III de la *Clinique médicale*, de M. ANDRAL, ouverture du cadavre. Cet exemple est bien digne d'attention sous ce rapport.

désorganisation du gros intestin étonner par leur intensité, et s'arrêter absolument à la valvule iléo-cœcale, qui, dans l'une et l'autre de ces affections, devient une limite bien remarquable entre la portion d'intestin saine et celle dont l'altération profonde vient de causer la mort. Pour les cas où cette délimitation n'est pas aussi absolue, on peut faire la remarque qu'il est plus ordinaire de voir le cœcum et le colon, irrités par les matières qui les parcourent ou qu'ils renferment, participer à l'état inflammatoire et ulcéreux de l'intestin grêle dans l'entérite aiguë, que de voir la partie inférieure de l'intestin grêle atteinte des mêmes lésions qui se trouvent dans le gros intestin à la suite des colites et des dysenteries funestes. Lorsque le mal se prolonge ainsi au-dessous ou au-dessus de la valvule iléo-cœcale, il faut encore songer qu'il est des exemples de complication où l'inflammation de l'intestin grêle et celle du gros intestin existent à la fois et aussi intenses l'une que l'autre, chez le même individu; parce que la cause ou les causes qui ont agi sur lui ont été assez puissantes pour produire à la fois ces deux affections. Il peut arriver à plus forte raison que l'une soit plus intense et dominante.

M'appuyant sur les faits, je ne dois pas craindre de répéter d'une manière générale, même après avoir parlé de l'étiologie de la fièvre typhoïde, que lorsque le corps de l'homme est exposé à l'action d'une chaleur atmosphérique intense et soutenue, l'intestin grêle est excité, irrité, enflammé, souvent ulcéré jusqu'à la valvule iléo-cœcale inclusivement, et que tandis que ce genre de lésion se développe dans son intérieur, le gros intestin reste souvent dans l'état naturel, cette cause ne produisant pas sur lui le même effet.

Il ne faut pas croire toutefois qu'elle soit incapable de l'affecter, puisque les colites et les dysenteries ne sont jamais plus fréquentes, toutes choses égales d'ailleurs, qu'à la fin de l'été. Mais, tandis que l'intestin grêle s'enflamme sous l'action d'une chaleur intense et prolongée, au commencement de cette saison, pour produire l'inflammation correspondante du gros intestin, il faut une chaleur vive, qui ait duré un certain temps peut-être, mais qui soit interrompue par la sensation du froid, par celui des nuits par exemple.

Cette différence dans la manière d'agir de la même cause générale sur les diverses parties du tube intestinal, en d'autres termes, cette disposition qu'ont les diverses régions du tube intestinal à être diversement affectées par la même cause, semble à elle seule devoir faire soupçonner que les maladies qui qui en naissent doivent offrir des caractères dissemblables, ou même opposés, et exiger des remèdes différents.

En effet, l'entérite aiguë provoque avec la plus grande facilité la fièvre, qui prend souvent tous les caractères de la réaction la plus forte ou de la fièvre inflammatoire; tandis que la colite et la dysenterie, même assez intenses, sont souvent apyrétiques : beaucoup de malades jeunes, forts, qui rendent du sang en quantité par les selles, n'éprouvent pas le plus léger mouvement de fièvre. Dans l'entérite aiguë, la chaleur est intense, soutenue, fatigante pour le malade; qui s'en plaint beaucoup moins, ou même éprouve des retours de frisson, surtout aux extrémités inférieures, dans la phlegmasie aiguë du gros intestin. Sans trop parler de la céphalalgie, habituelle dans la première maladie, rare dans l'autre; dans l'entérite aiguë, le délire survient pour peu que celle-ci soit intense; on ne le voit presque jamais dans la colite ou la dysenterie, non plus que la surdité, l'otite, l'otorrhée, les parotides, à moins qu'il n'y ait complication des deux maladies ou d'entérite ulcéreuse typhoïde avec la maladie du gros intestin [1]. La constipation est ordinaire à l'entérite aiguë sous la forme active ou inflammatoire que nous lui avons reconnue, surtout avant que les plaques exubérantes de l'intestin ne soient ulcérées, et lorsqu'elles n'ont pas leur siége sur la valvule iléo-cœcale; on sait que l'inflammation du gros intestin s'accompagne presque toujours de diarrhée, et que, dans la dysenterie, la fréquence des selles avec ténesme est une des circonstances les plus fatigantes pour le malade. Dans l'entérite aiguë il n'y a pas de douleur abdominale et la pression n'en détermine point. Il n'en est pas toujours ainsi dans la dysenterie. A la suite de l'entérite aiguë je n'ai vu que bien peu de malades être enflés ou disposés à l'anasarque; tandis que j'ai vu grand nombre de sujets jeunes, forts et bien constitués, avoir les

---

[1] J'ai vu une parotide se développer promptement chez un militaire qui était depuis quinze jours convalescent d'une dysenterie, ayant la langue belle, un bon appétit, et en voie de réparer par des aliments ses forces épuisées. Peut-être avait-il eu l'intestin grêle enflammé près le cœcum.

extrémités inférieures enflées à la suite de la colite ou de la dysenterie aiguë, et paraître disposés à l'anasarque, alors même que la lésion locale était susceptible de se dissiper, ce qui était suivi d'un assez prompt retour à la santé. Cette disposition du tissu cellulaire des extrémités inférieures à se laisser engorger par les fluides séreux après l'inflammation de l'intérieur du gros intestin, prouve que si l'entérite aiguë ou l'inflammation de l'intestin grêle n'exerce aucune influence sympathique appréciable sur ces extrémités, et *vice versâ*, il n'en est pas de même de l'inflammation de la membrane muqueuse du gros intestin, qui semble attirer à elle tout l'influx nerveux qui leur était destiné, ou concentrer sur le lieu où elle existe les forces toniques qui devaient s'irradier vers les surfaces ou les masses des membres inférieurs. C'est ainsi que ces parties s'en trouvent assez dépourvues par la suite, pour que leur tissu cellulaire ne puisse plus convenablement réagir sur les fluides séreux qui les lubréfient et finissent par les distendre; car la faiblesse est plus locale que générale; et l'on voit bientôt, en y réfléchissant, que la dysenterie ou la colite ne peut pas nuire aussi directement à la nutrition que l'entérite aiguë.

Remarquons aussi combien l'action du froid sur les extrémités inférieures, qui n'exerce aucune influence sympathique apercevable sur l'intestin grêle, est capable de donner des coliques et de concourir au développement des phlegmasies aiguës du gros intestin. Ajoutons, pour ne plus revenir sur ce sujet, que si les vésicatoires, les synapismes, les cataplasmes appliqués aux extrémités inférieures, ne peuvent presque rien contre l'entérite aiguë, ils sont souvent indiqués pour faire révulsion à la colite ou à la dysenterie.

Les remèdes internes et externes qui conviennent à ces maladies ne sont pas moins propres à faire sentir leurs différences. Dans l'entérite aiguë, il y a souvent soif intense, sécheresse, aridité de la langue, appétence des boissons froides acidulées, qu'on peut administrer sans inconvénient en grande quantité. Les fomentations froides sur le ventre sont souvent utiles, ainsi que les bains à une basse température, car le bain tiède nuirait et augmenterait l'agitation (voyez la page où il est question des affusions et immersions froides). Les malades pris d'entérite aiguë recherchent le frais dont l'action leur procure un soulagement réel : on ne pourrait pas se promettre le même avantage en plaçant dans une pièce où régnerait une basse température le malade atteint de colite ou de dysenterie ; les boissons acidulées ne lui conviennent pas ; il ne doit prendre les boissons ni à une aussi basse température, ni en aussi grande quantité ; les fomentations froides sur le ventre lui nuiraient, les cataplasmes à une douce température le soulagent ; les bains froids ou frais augmenteraient son mal ; les demi-bains tièdes le font diminuer. Les narcotiques seraient nuisibles dans l'entérite aiguë, en ajoutant à la chaleur, à la constipation, à la sécheresse de la gorge et de la langue, à la congestion cérébrale lorsqu'elle existe ; ils sont utiles dans la colite et la dysenterie où il y a moins de sécheresse de la langue, de soif, d'astriction du gosier, de chaleur générale et de fièvre ; où les évacuations alvines sont très-fréquentes, en partie parce que l'irritation nerveuse s'associant à l'irritation inflammatoire, concourt à les produire. Aussi, dans les cas susceptibles de guérison, dès qu'après la première période de l'inflammation, les narcotiques émoussent à propos la sensibilité, voit-on les selles des dysentériques diminuer beaucoup de fréquence. Si les purgatifs peuvent aider à combattre l'entérite, on peut poser en thèse générale qu'il convient de s'en abstenir dans le traitement de la colite et de la dysenterie. Enfin, si l'entérite aiguë prouve que le corps de l'homme a été trop exposé à la chaleur, et que c'est par une sorte d'instinct salutaire qu'il cherche le frais comme ce qui peut le mieux calmer l'ardeur intérieure qui l'agite, la colite et la dysenterie témoignent qu'il a souffert de l'action du froid, et que, sans chercher une température élevée, il a toutefois besoin d'être dans une atmosphère tiède, qui ne subisse pas et ne lui fasse pas éprouver les vicissitudes qui ont porté le trouble dans ses fonctions.

En nous arrêtant sur cette dernière idée, nous verrons que puisqu'une température déterminée était nécessaire au maintien de la santé, des inconvénients devaient naître de la transgression des bornes que la nature s'est imposé sous ce rapport, en établissant les bases de notre organisation. On dirait que c'est la sensibilité de l'intestin grêle exaltée, altérée, changée de manière à entraîner des maladies graves, qui doit, avec la céphalalgie, nous avertir du danger qu'il y a pour nous à trop supporter la chaleur et nous faire rechercher le frais, en même temps qu'elle nous inspire le dégoût le plus prononcé pour les aliments solides qui nous deviendraient dangereux; et que c'est, au contraire, l'affection aiguë du gros intestin qui doit nous faire apercevoir que nous souffrons l'action trop marquée du froid après celle de la chaleur, et des vicissitudes trop fréquentes de ces deux agents opposés. L'organisme ne peut lutter longtemps contre ces alternatives lorsqu'elles se succèdent avec rapidité et faire continuellement des efforts de résistance en sens contraire, sans que son harmonie en soit dérangée. L'action continue du froid peut être beaucoup plus longtemps supportable, alors même qu'elle est d'une certaine intensité; et, en agissant sur la surface du corps, ce serait sans doute encore la membrane muqueuse du gros intestin qu'elle atteindrait, ou ferait affecter d'inflammation. Parmi les troupes obligées de passer les nuits en plein air, de bivouaquer par des hivers rigoureux, la dysenterie règne, lors même que l'humidité vient un peu modérer le froid, car le froid humide supplée malheureusement l'intensité du froid pour produire un tel effet; et son action sur le gros intestin se verrait sur un bien plus grand nombre de personnes dans de telles circonstances, si les affections catarrhales ou plus profondes de la poitrine ne forçaient une grande proportion de ceux qui subissent cette influence à s'y soustraire.

Ajoutons comme réflexions accessoires et comme aperçus de physiologie pathologique, 1° qu'en été, la fréquence des évacuations alvines qui ont lieu dans la colite, et surtout la quantité quelquefois considérable de sang exhalé à la surface intestinale des dysentériques, d'où il est à chaque instant expulsé, peuvent servir à préserver de dangereuses congestions sanguines le cerveau qui est fortement excité par la chaleur solaire, et dont les maladies idiopathiques ou primitives sont pourtant rares même dans cette saison de l'année; 2° que la dysenterie peut être moins commune chez la femme que chez l'homme, à cause de l'exhalation de sang, qui se fait périodiquement à la surface interne de l'utérus; 3° que toutes les différences que je viens d'énoncer en supposent de bien grandes pour la structure entre l'intestin grêle et le gros intestin; et 4° que si le premier est un conduit nutritif, bien des raisons autoriseraient à ne regarder le second que comme un canal excréteur.

DEUXIÈME SECTION.

Différences qui résultent dans les symptômes et dans l'altération des tissus de la différence de siége de l'inflammation dans l'intestin grêle.

Nous venons de voir la différence de causes, de symptômes, d'accidents, de suites qu'il y a entre l'inflammation aiguë de la membrane muqueuse de la fin de l'intestin grêle et l'inflammation de la membrane muqueuse du gros intestin. Nous avons remarqué que la différence de traitement exigée par ces maladies servait encore à les caractériser et à les faire reconnaître comme bien distinctes. Y a-t-il dissemblance aussi réelle pour les symptômes, les accidents, les suites, entre l'inflammation de la partie inférieure de l'intestin grêle et celle de sa partie supérieure? ou entre l'inflammation de la partie inférieure de l'iléon d'une part, et celle du duodénum et du jejenum de l'autre? M. Bouillaud avait coutume, en 1835, de mettre dans la bouche de ses malades soupçonnés d'avoir une affection gastrique, un morceau de papier bleu coloré par le sirop de violette ou la teinture de tournesol; si ce tissu d'épreuve devenait rouge, c'était un signe que la salive était acide et qu'il y avait embarras gastrique [1]; dans ces cas, ou lorsque cette affection existe, il y a moins de sécheresse de la langue que dans l'entérite ulcéreuse typhoïde, le pourtour des lèvres est quelquefois légèrement jaune: avec un peu plus de chaleur à la peau et quelques évacuations jaunâtres ou vertes, on trouve moyen de réunir les symptômes de la *fièvre bilieuse*, qui n'est accompagnée, comme on sait, ni d'épistaxis, ni de surdité, ni de parotides, et surtout ni de taches rouges sur l'abdomen, ni de miliaire ou de sudamina, deux formes d'éruption qui doivent être à peu près constantes dans la fièvre typhoïde. Cela se réduit pour ce professeur aux symptômes d'une phlegmasie de l'estomac, du duodénum et du jejunum, ou de ces deux portions de l'intestin seulement; phlegmasie qui, selon lui, provoque une plus grande sécrétion du liquide biliaire, et qu'il ne répugne pas du tout à appeler *fièvre bilieuse*. Comme les cryptes

---

[1] *Recherches sur les caractères chimiques de la salive, considérés comme moyen de diagnostic dans quelques affections de l'estomac,* par le docteur Donné; Paris, 1835.

Dans la *Clinique médicale,* publiée en 1837, M. Bouillaud avoue ne pouvoir. tirer encore aucun parti de ce moyen offert par M. Donné.

agminés ou isolés des intestins ne sont pas lésés, puisqu'ils s'affectent fort rarement dans le duodénum et le jejunum, il ne se forme pas alors d'ulcérations; les glandes[1] du mésentère ne se tuméfient pas ordinairement, la rate n'éprouve point d'altération, et, pour tous ces motifs, les accidents et le danger doivent être beaucoup moindres.

Mais nous voilà conduit, fût-ce malgré nous, à examiner la question de la *fièvre bilieuse* pour en affirmer ou pour en nier l'existence, et faire apprécier ses symptômes ou caractères.

TROISIÈME SECTION.

De la fièvre bilieuse.

Tout médecin entendra par *fièvre bilieuse* une fièvre occasionnée par une surabondance de liquide biliaire versé à la surface des intestins avec des qualités nuisibles, si sa quantité ne pouvait être reconnue capable de troubler l'ordre des fonctions. Dans l'idée qu'on se faisait autrefois et qu'on pourrait se faire encore de la fièvre bilieuse, il n'entre aucun soupçon d'inflammation des voies digestives; on ne pense pas non plus, en prononçant le nom de cette maladie, au séjour prolongé des matières biliaires dans la partie inférieure des intestins; pour désigner ce dérangement on avait jadis les mots d'*embarras*

---

[1] A la page 155 du premier volume de l'ouvrage de M. Louis sur la *fièvre thypoïde*, on trouve que les plaques de Peyer étaient affectées depuis le duodénum jusqu'au cœcum sur le cadavre d'un individu mort de cette maladie. Il est bien rare que ces cryptes agminés se montrent épaissis dans une aussi grande étendue de l'intestin grêle.

bilieux du canal intestinal, ou de *coliques bilieuses* lorsqu'il existait des douleurs abdominales qu'on croyait pouvoir rapporter à une telle cause. D'après la manière dont on concevait la fièvre bilieuse, il s'agissait seulement d'une abondance de bile plus ou moins altérée, existant dans la partie des intestins voisine de celle où elle est versée par le canal cholédoque, d'où elle pouvait refluer dans l'estomac; et de même que dans certaines conditions elle donnait lieu au choléra (sporadique), dans d'autres, qu'on ne pouvait pas toujours bien préciser ou définir, elle produisait une fièvre continue par la stimulation locale qu'elle exerçait, ou parce qu'elle était absorbée et portée dans diverses parties du corps où elle pouvait occasionner des désordres plus ou moins marqués. Dans tous les cas, l'indication majeure était d'évacuer ce liquide par les vomissements ou par les selles pour l'empêcher de nuire là où il était, et d'être absorbé; je ne parle pas de le faire revenir dans l'intérieur des intestins où il avait été pris par les absorbants, quoique beaucoup d'observateurs renommés pussent bien autoriser à en admettre la possibilité. Quant aux symptômes qu'on donnait comme appartenant à cette maladie, ils sont assez connus pour que je puisse m'abstenir d'en parler: il me suffira de rappeler que cette fièvre continue, avec des exacerbations plus ou moins marquées chaque jour ou à des intervalles variables, se soutenait pendant une, deux, trois, quatre semaines ou davantage, la cause restant la même, ou sans qu'il fût question d'inflammation interne pour en expliquer la durée.

Maintenant, je demanderai aux médecins modernes s'ils croient sincèrement à la réalité d'une pareille maladie, et s'ils ont des signes pour la reconnaître et la distinguer de l'inflammation de la partie supérieure de l'appareil digestif (estomac, duodénum, jejunum), et de celle de la partie inférieure de l'intestin grêle? Je m'attends à une réponse négative : et cependant la fièvre bilieuse, dont l'antiquité nous a transmis la peinture, est encore admise par beaucoup de médecins du premier mérite, tels que MM. Récamier, Andral, Chomel, pour en limiter le nombre. Sachant combien M. Bouillaud est partisan des idées de M. Broussais sur la fréquence de l'inflammation, on est étonné de l'entendre, dans ses leçons cliniques, parler encore de la fièvre bilieuse. Mais en le suivant, on voit bientôt que ce n'est pour lui qu'une expression, qui signifie l'ensemble des symptômes qui caractériserait l'inflammation de la partie supérieure des intestins. Il admet, peut-être sans trop de conviction, une supersécrétion bilieuse, qu'on doit, ce semble, regarder comme possible, éventuelle ; mais le fond de la maladie est, à ses yeux, une inflammation, et le traitement antiphlogistique qu'il lui oppose prouverait de reste son idée, s'il ne l'émettait sans restriction toutes les fois que l'occasion s'en présente. Je ne lui ferai donc que le reproche de parler encore de fièvres bilieuses lorsqu'il ne croit pas qu'il en existe. Il est bien assez de réalités capables d'obscurcir les idées sans employer des expressions qu'on sait soi-même porter à faux, ou n'indiquer rien de vrai.

M. Récamier croit encore, comme jadis, aux affec-

tions et aux fièvres bilieuses, parce que, dit-il, il en
rencontre dans sa pratique; conséquent dans cette
opinion, il donne souvent des vomitifs. Quittant ce
sujet, après avoir exposé cette manière de voir, il
nous répéta en 1835 ce que je lui avais ouï dire
dans ses conférences cliniques, depuis la publication
des ouvrages de M. Broussais, savoir, que le développement des plaques ulcéreuses de l'intestin grêle
dans les maladies aiguës, tenait à une constitution
médicale qui ne remontait pas au-delà de 1807. Le
lecteur appréciera cette opinion que je n'ai jamais
partagée. Dans l'ouvrage de M. Chomel que j'ai déjà
cité, il est souvent fait mention de la fièvre bilieuse;
cela prouverait au moins la croyance à sa réalité. Je
dois dire n'avoir nullement trouvé dans l'exposé des
faits la justification de cette dénomination, qu'on
semble vouloir conserver uniquement par répu-
gnance pour le mot *entérite* qu'on emploie le moins
qu'on peut. Avec la meilleure disposition à regarder
comme fondées les opinions de M. Chomel et celles
d'autres personnes en position de faire autorité, je
déclare à mes risques et périls, comme je l'ai déjà
fait aux pages 14 et 15 de l'introduction, n'avoir pas
vu, depuis longues années, une maladie que je dusse
appeler du nom de *bilieuse,* quoique j'aie pratiqué
dans des pays chauds; et avoir soigné, au contraire,
des milliers d'individus atteints à divers degrés
d'irritations, d'inflammations du canal intestinal:
et ma pratique était bien d'accord avec cette manière de voir; il s'est passé des années sans que je
donnasse un vomitif, même après avoir employé
les émissions sanguines, n'étant pas pour cela moins

heureux que d'autres dans les résultats. Si j'emploie maintenant les laxatifs dans le traitement de la fièvre typhoïde, on voit que c'est sans abandonner les idées d'inflammation et les antiphlogistiques. Il faudrait donc s'exécuter de bonne grâce, et ne pas faire étalage d'anciennes expressions médicales reconnues pour porter à faux.

Je sais qu'on me citera Stoll, Tissot, Finke, ne voyant pas combien il est défavorable, pour ceux qui veulent prouver la fréquence des maladies bilieuses, d'être obligés de remonter à des auteurs qui écrivaient il y a soixante ans et plus! si je niais l'existence des pneumonies, des entérites typhoïdes, etc., on me conduirait dans un hôpital, et on ne serait pas en peine de m'en montrer des exemples; pour la fièvre bilieuse on invoque des autorités, sans doute parce qu'on n'a pas de bonnes raisons devers soi; ne pouvant me convaincre, on veut me soumettre au nom de Stoll, de Tissot, etc. Je pourrais reconnaître que ces observateurs ont eu raison d'agir comme ils l'ont fait dans des circonstances particulières ou dans des épidémies, sans convenir que ces occasions soient fréquentes aujourd'hui; et ceux qui se font leurs défenseurs ne les imiteraient probablement plus depuis que les ouvertures de cadavres ont répandu tant de jour sur la nature des maladies qu'on appelait autrefois des fièvres essentielles. On a beau s'élever contre les idées théoriques, en médecine comme en beaucoup d'autres choses, on n'agit que d'après les idées qu'on se fait. Lorsque les auteurs que je viens de citer donnaient avec tant de profusion les émétiques et

9.

les purgatifs, c'était parce qu'ils pensaient qu'il fallait évacuer la matière nuisible. « Ce n'était pas « toujours par les signes diagnostiques, dit Finke, « que l'on jugeait de la présence de la maladie épidé- « mique; dans beaucoup de cas, ainsi que cela est « arrivé au célèbre Van den Bosch dans le cours d'une « épidémie vermineuse, j'ai été convaincu de son « existence par le raisonnement seul[1]. » Vous voyez que Finke avait aussi confiance dans sa manière de voir.

Je pourrais dire que les personnes qui admettent volontiers la fréquence des maladies bilieuses, paraissent s'être fait de fausses idées sur la sécrétion du liquide biliaire. Il n'est, je crois, ni aussi abondant, ni aussi nuisible ou dangereux qu'on a l'air de le croire. Versé à la surface interne du tube intestinal, où se trouvent des sucs gastriques, salivaires, etc., il peut en colorer une certaine quantité; et si ces liquides sont vomis, on les regarde comme de la bile, parce qu'ils en ont la couleur. Ce qui est remarquable, c'est la constance avec laquelle, depuis la plus haute antiquité, on accuse un liquide qui n'a probablement jamais fait plus de mal que les autres, de nous tourmenter et de nous perdre, comme l'a dit Pinel; tandis qu'il en est d'autres dont on n'a jamais parlé comme pouvant causer le moindre désordre, peut-être parce qu'ils sont incolores. Je serais en droit de dire aux partisans de la polycholie : « Si « vous vous obstinez à vouloir des fièvres bilieuses, je

[1] Finke, *Épidémie bilieuse de Tecklembourg, de 1776 à 1780.* Exposition du sujet.

« vous déclare que j'en veux, moi, de *salivaires*, et
« nous verrons si vous aurez de meilleures raisons
« à donner que moi pour faire prévaloir ce qui vous
« tient tant à cœur. »

D'abord, la salive fournie à la fois par les glandes
parotides, sub-linguales, sous-maxillaires, est plus
abondante que la bile, surtout si, comme l'analogie l'autorise, nous y ajoutons le suc pancréatique
qui parvient dans le duodénum par la même ouverture que la bile sur près de la moitié des sujets.
La salive est susceptible d'éprouver de fréquentes et
de bien notables altérations par les causes générales
(la chaleur produisant la soif en même temps que
la sueur augmente), par la nature des aliments et
des boissons dont on fait usage, par les passions de
l'âme, et surtout par la colère, par le silence ou
l'influence de longs discours, enfin par les maladies ; et c'est dans le cours des maladies aiguës surtout que je pourrais faire remarquer le liquide salivaire assez altéré, pour pouvoir en être regardé,
sinon comme la cause unique, du moins comme
une des causes les plus puissantes. L'expérience avec
le papier bleu, familière à M. BOUILLAUD, la montre
souvent acide dans les dérangements des fonctions
gastriques. Dans les affections plus graves dont nous
avons parlé, n'est-elle pas profondément altérée,
lorsque la langue, si constamment humide dans
l'état naturel, devient sèche, gercée, fendillée,
rousse, noirâtre ou comme rôtie, selon l'expression des médecins espagnols (*lengua tostada*)? Lorsqu'on admet l'altération de la bile par supposition,
il semble qu'on ne peut guère se refuser à recon-

naître des changements aussi réels dans la nature
d'une sécrétion qui s'opère en quelque sorte sous
nos yeux; et peut-on croire qu'un liquide qui coule
si différent de lui-même sur des surfaces muqueuses
irritées, ou qui tarit à ce point et cesse de parvenir
dans le canal intestinal, où il arrivait en si grande
quantité, soit incapable de devenir, par son altération ou par son absence, cause puissante de l'ardeur ou du trouble qui se développe au dedans de
nous dans les maladies dont il s'agit? Chose étonnante! dans ces maladies bilieuses, où l'on parle
sans cesse des altérations du liquide sécrété, on
ne dit presque jamais rien des affections de l'organe sécréteur; dans la fièvre bilieuse il n'est pas
question d'irritation, d'inflammation, de maladies
du foie; on garde ces considérations pour un autre
chapitre, pour celui de *l'hépatite;* et en revanche,
lorsqu'on traitera de l'hépatite, on ne parlera plus de
fièvre bilieuse. On dirait que la bile et le foie sont
tout à fait indépendants l'un de l'autre, et que, nouveaux enfants de Léda, ils veillent et sommeillent
tour à tour. Évitant le reproche de pareilles conceptions, je pourrais, ce semble, donner un peu plus
de poids à mon opinion en faisant remarquer la salive altérée jusque dans sa source pendant les maladies qui nous ont le plus occupés; en effet, les
parotides se tuméfient, s'enflamment, suppurent
dans l'entérite ulcéreuse typhoïde. Personne ne con-
testera que ces glandes puissent être longtemps irritées avant de se tuméfier; or, l'altération de l'organe
sécréteur suppose celle du liquide sécrété. Ce qu'il
y a de certain, c'est que lorsque les parotides s'en-

flent aussi douloureusement, la fièvre prend une nouvelle intensité qui ne cesse qu'avec leur diminution, ou lorsque la suppuration s'en écoule comme de l'oreille interne enflammée. Pour peu qu'on voulût appliquer au pancréas ce que nous venons de dire du gonflement des parotides[1], on voit que notre *fièvre salivaire* pourrait bien avoir autant de fondement que la fièvre bilieuse tant aimée. Mais je n'y tiens pas, quoique ce soit une de mes productions, personne ne l'ayant, je pense, décrite avant ce que je viens de hasarder sur la possibilité de son existence. Toutefois, si je sacrifie à la vérité cet enfant légitime de mon imagination, pourquoi jouiriez-vous du privilége de conserver le vôtre? est-ce parce qu'il vous a déjà beaucoup servi?

Dans l'ictère il doit y avoir de la bile dans le sang ou jamais, car on la voit dans les conjonctives, dans le tissu de la peau; elle transpire par tous les pores, comme elle sort reconnaissable avec les urines: elle a pénétré jusque dans la substance des os. On objectera peut-être que ce n'est pas de la bile toute formée et que ce n'en sont que les matériaux. Je demanderai ce qu'on en sait. Si la bile est si incommode et si capable qu'on le dit d'engendrer des fièvres ardentes, c'est alors, ce me semble, qu'on devrait les voir s'allumer; bien loin de là, il n'y a pas de fièvre dans l'ictère. Non-seulement il n'y a pas de fièvre, mais le pouls est beaucoup plus lent

---

[1] Dans la vingt-sixième observation du tome III de le *Clinique médicale de* M. ANDRAL, le pancréas fut trouvé vivement injecté; plusieurs pathologistes modernes admettent et décrivent la *pancréite* aiguë, prouvée par l'observation des malades et l'ouverture des cadavres.

que dans l'état naturel. Il faut convenir qu'il n'y a
pas même autant de disposition à la fièvre que dans
l'état de santé, et que pour un liquide aussi dangereux qu'on veut bien le dépeindre, il occasionne
alors bien peu de trouble dans l'économie. Stoll,
Tissot et Finke qui l'ont accusé si souvent de faire
enfler les articulations, de faire enflammer les poumons et les plèvres, etc., ne pouvaient-ils pas en
cela céder à des préventions?

M. Andral n'est pas plus à l'abri que d'autres du
reproche d'admettre des fièvres bilieuses : et ce qu'il
y a de surprenant, c'est que l'expérience ne le dé-
tourne pas de cette habitude ou de ce penchant. Il
trouve des symptômes de *fièvre bilieuse* à un malade
(première observation tome III) ; l'ouverture du cadavre lui fait voir qu'il n'en est rien : il y a, au contraire, des plaques ulcéreuses dans l'intestin grêle, etc.
N'importe! quelques pages plus loin, dans les com-
mentaires sur la neuvième observation, il dit que
cette maladie était, par les symptômes, une *fièvre
bilieuse peu intense,* ce qui fit donner un doux vomitif, qui ne put être d'aucun secours; l'intestin fut
perforé par une ulcération; il tire de ces apparences,
trompeuses dans ces deux cas, la conséquence que
*ce n'est pas seulement dans les fièvres graves qu'existe
cette lésion* ulcéreuse de l'intestin. Il aurait pu conclure aussi que ce n'est pas dans des maladies qui
méritent le nom de bilieuses qu'on trouve ces apparences ou ces symptômes qu'il appelle bilieux. Nous
allons voir que cette réflexion aurait pu avoir de
fréquentes et fructueuses applications. La dixième
observation est annoncée en ces termes : « Nouveau

« séjour à Paris : Symptômes de fièvre bilieuse peu
« grave, pas d'amélioration à la suite d'un vomitif,
« épistaxis suivie d'un amendement notable, espoir
« d'une convalescence prochaine, mort subite le qua-
« torzième jour, quelques ulcérations vers la fin de
« l'intestin grêle, tubercules pulmonaires. »

Il est dit dans le cours de cette observation, « qu'en-
« tré le 25 décembre à la Charité, ce malade pré-
« senta tous les caractères d'une fièvre dite bilieuse. »
La preuve qu'on la croyait telle, c'est qu'il ajoute :
Deux grains d'émétique furent administrés (par
M. Lherminier sans doute) ; il y avait sept ou huit
petites ulcérations dans l'intestin grêle. Cet auteur
fait la même réflexion que sur le cas précédent, et
ne dit rien sur la non-réalité d'une affection bilieuse.
Il trouve encore des symptômes de fièvre bilieuse
dans la trente-sixième observation, et l'ouverture
du cadavre fait voir des plaques folliculeuses dans
l'intestin grêle et le gros intestin, etc. ; dans les
réflexions il ne revient nullement sur l'infidélité
des symptômes dits bilieux.

La soixante-quatorzième observation lui offre plusieurs traits d'analogie avec l'affection *décrite par*
Stoll *sous le nom de pleurésie bilieuse.*

Dans cette observation les symptômes sont si peu
prononcés, qu'il n'y a vraiment rien de remarquable, pas même la prompte guérison à la suite
d'un vomitif.

Rapportant des exemples de guérison des affections du canal intestinal par les évacuants, il mentionne des symptômes de fièvre bilieuse dans les
observations quatre-vingt-quatre, quatre-vingt-cinq;

dans l'observation quatre-vingt-huit, ce sont des symptômes de fièvre *bilieuse intense*. Il en signale encore de notables dans l'observation quatre-vingt-neuf. J'avoue que ces expressions me surprenaient fort après avoir été si longtemps sans avoir de phénomènes pathologiques que je dusse appeler de ce nom ; et ma surprise prouve au moins qu'il y avait une grande différence entre les maladies que je venais de voir en Espagne, en Grèce, parmi les militaires français, et celles qu'on observait dans les hôpitaux de Paris à la même époque, sur des jeunes gens de diverses professions. Mon étonnement serait le même aujourd'hui après quatre ans de pratique dans l'hôpital Saint-Éloi de Montpellier.

En avançant dans la lecture de l'ouvrage de M. AN-DRAL (3ᵉ volume), on rencontre bientôt une multitude d'exemples de maladies de l'appareil digestif guéries par les émétiques et les évacuants ; et on se demanderait si ce n'est pas contre M. BROUSSAIS que cette espèce de détonation est dirigée. Quoi qu'on doive penser de moi, j'ose répéter que de pareils symptômes, et surtout leurs nombreuses complications, sont fort rares ailleurs, et que les mêmes malades placés dans d'autres circonstances, seraient guéris tout aussi bien sans vomitifs. Je ne saurais donc admettre l'existence de la fièvre bilieuse qui ne se montre jamais à moi dans les hôpitaux militaires, non plus que celle de la fièvre adynamique et de la fièvre ataxique, qui étaient bien plus encore des êtres abstraits, puisqu'ils consistaient essentiellement dans une altération primitive des forces vitales, qu'on ne sait plus découvrir aujourd'hui.

Réflexions finales et transitoires à l'étude d'une maladie peu connue en France, mais susceptible de servir de preuve à ce qui précède.

Nous venons de nous occuper de ce qu'il y a de plus important à connaître dans la question des fièvres continues. Un certain nombre de ces maladies a dû être cité par nous, pour en faire apprécier les caractères, ou pour en nier l'existence. En cela nous avons dû nous écarter de la route suivie par un pyrétologiste moderne qui, reproduisant toute la fausse richesse des écoles, a cru devoir vaguement exposer des choses qui ne se trouvent que dans les livres, et publier les pièces d'un procès déjà jugé, lorsqu'il n'y avait plus que la sentence à faire connaître. Nous nous sommes également abstenu de parler de la peste, de la fièvre jaune et même du choléra, maladies dont nos dissertations ne pouvaient en aucune manière faire avancer la doctrine. Les affections que nous avons souvent traitées et qui nous occupent chaque jour ont uniquement fixé notre attention. Nous l'avons d'autant plus volontiers concentrée sur ces points importants de la science, que de leur élucidation devait résulter celle de questions importantes en pathologie et en médecine clinique.

Maintenant, nous allons ajouter ici un mémoire dont le sujet offre par lui-même assez d'intérêt pour justifier sa publication. Mais d'autres motifs nous engagent à le joindre à ce qui précède. Son ensemble prouve, en effet, combien est puissante l'influence des climats pour produire et modifier les maladies. Née de l'action de l'atmosphère dans la capitale des Espagnes et dans les contrées plus ou moins voisines, la colique de Madrid ressemble tout à fait à la colique des peintres de Paris; elle en offre les symptômes principaux et les suites ordinaires, c'est-à-dire, la paralysie des extrémités et surtout des extrémités supérieures. Dans l'idée que les particules saturnines absorbées allaient affecter directement le système nerveux, les médecins actuels de Paris ont admis comme leurs devanciers qu'il fallait attribuer à cette cause spécifique la paralysie des extrémités supérieures seulement, que, ni les physiologistes, ni les pathologistes ne pouvaient expliquer d'une autre manière. Eh bien! dans les observations dont ce travail se compose en grande partie, on verra que cette explication ne saurait être admise, puisqu'il n'y a point de particules métalliques mises en jeu. Dès lors il devient nécessaire de se livrer à d'autres réflexions et d'examiner avec plus d'attention l'influence du système nerveux abdominal sur le système nerveux cérébro-spinal, et réciproquement. Peut-être que de ces méditations, entreprises dans le même but, mais dirigées dans un autre sens, résulteront des notions beaucoup plus positives sur les fonctions du système nerveux.

On a si souvent reproché aux médecins modernes de ne voir partout que des inflammations, que cette accusation pourrait bien aussi s'élever contre nous, lorsque nous venons de plaider en faveur de l'entérite aiguë inflammatoire, qu'on tendait presque à faire disparaître du cadre nosologique. Nous répon-

drions à cette critique que nous sommes assez dépourvu de prévention pour reconnaître les maladies
nerveuses de l'abdomen lorsqu'elles se présentent ;
et nous citons la colique de Madrid comme telle,
c'est-à-dire, comme une véritable névropathie abdominale dont nous avons exposé les symptômes
avec la liberté d'opinion que nous avons coutume
d'apporter dans toutes nos recherches.

Lorsque l'entérite aiguë ulcéreuse n'a pas offert
les caractères inflammatoires que nous lui avons
reconnus dans les pays chauds, ou dans la saison
des chaleurs, beaucoup de médecins ont été portés
à regarder les ulcérations intestinales uniquement
comme le résultat, ou l'effet, d'une fièvre nerveuse
primitive, qui présidait à la formation de ces so-
lutions de continuité, ou à ces destructions de tissus; fièvre essentielle qu'il fallait, selon eux, s'attacher à combattre en négligeant l'affection entéro-
mésentérique destinée à subir le sort de la maladie
principale. Certes, nous sommes loin de nier que
l'altération de la sensibilité nerveuse *puisse* entraîner
la formation des ulcérations intestinales dans les cas
dont il s'agit, car il faut bien une cause pour qu'elles
se développent ; *de nihilo nihil :* mais cette affection
nerveuse possible n'est pas évidente et positive. En
offrant à l'examen de nos lecteurs l'affection abdominale essentiellement nerveuse, décrite dans ce
mémoire, nous ferons remarquer qu'avec des caractères de cette nature aussi prononcés, cette maladie ne tend nullement à produire l'ulcération des
intestins, qui sont pourtant son siége essentiel. Si,
après avoir occasionné des douleurs de ventre atroces

pendant des mois, suivies de la paralysie des membres, la colique de Madrid donne la mort, on ne trouve point sur les cadavres d'ulcérations intestinales, ni même de traces évidentes d'inflammation : bien plus, la plupart des malades guérissent après avoir éprouvé pendant des semaines, des mois, des douleurs abdominales qui ne laissaient presque aucun repos, et qui pourtant n'avaient été suivies d'aucun changement destructeur des tissus organiques.

Ces considérations peuvent prouver que le tube intestinal est susceptible d'être affecté de bien des manières par l'action des agents physiques généraux, et qu'en rapprochant ces divers genres d'affection, on peut mieux faire ressortir le caractère de chacun d'eux et les contrôler, pour ainsi dire, les uns par les autres. Dans tous les cas, on n'aura, j'espère, aucune arrière-pensée sur l'exactitude des faits que je rapporte. Si, dans ce qui précède, je n'ai pas voulu citer des exemples d'entérite ulcéreuse parce qu'ils abondent de toutes parts, j'ai pensé pouvoir faire connaître par beaucoup de faits une maladie insolite pour nous, qu'il fallait faire juger par la génération actuelle des médecins, intéressés à la connaître alors même qu'ils ne doivent pas être appelés à la traiter, quoiqu'il ne soit pas impossible de la rencontrer en France et ailleurs, comme il sera dit.

APERÇU
SUR LA COLIQUE DE MADRID

OBSERVÉE

A L'HOPITAL MILITAIRE FRANÇAIS DE CETTE VILLE,

PAR

RAYMOND FAURE,

MÉDECIN EN CHEF DE CET ÉTABLISSEMENT DEPUIS LA FIN DE 1823 JUSQU'EN JUILLET 1826, MEMBRE DE L'ACADÉMIE ROYALE D'HISTOIRE DE MADRID, ETC.

Mutationes temporum præcipue pariunt morbos.
HIPPOCRATE.

CHAPITRE PREMIER.

DESCRIPTION DE CETTE MALADIE.

PREMIÈRE SECTION.

Idée sommaire ou esquisse de ses traits principaux.

Un phénomène non moins remarquable que la fréquence des ophthalmies, sert à prouver l'influence pathogénique du climat de Madrid, lors même qu'elle n'est pas aussi évidente que dans la production des maladies des yeux. Les étrangers qui viennent habiter cette ville, les habitants des autres provinces d'Espagne qui viennent y résider, et quelquefois même les personnes qui y sont nées et y ont toujours demeuré, sont sujets à une colique très-douloureuse, que l'on a nommée avec raison *colique de Madrid,* assez grave pour que nous l'examinions avec quelque détail.

J'en avais ouï parler en Andalousie par des médecins qui étaient venus nous joindre auprès de Cadix, après avoir séjourné quelque temps dans la capitale, où je n'avais fait que passer en mai 1823. De retour d'Andalousie, je pris le service de l'hôpital de Madrid, au mois de janvier 1824 : j'eus dès lors occasion de l'observer, car il y avait quelques convalescences de cette affection, et d'autres malades chez lesquels elle commençait.

La colique de Madrid débute par quelques tranchées, vers le milieu du ventre, ordinairement précédées de quelques jours d'une constipation qui devient de plus en plus apparente et remarquable ; car les malades, portés à aller à la selle, parce qu'ils en sentent le besoin, ou parce qu'ils en espèrent du soulagement, font pour cela d'inutiles efforts, que les lavements, les bains, les fomentations, les purgatifs, ne rendent pas plus fructueux, et que les drastiques eux-mêmes ne favoriseraient peut-être pas davantage, si on osait les employer dans une maladie qui s'annonce par de tels symptômes d'irritation.

Les douleurs augmentent, et, soit qu'elles se propagent aux reins, ou qu'elles se fassent toujours sentir dans le ventre, on voit chez la plupart des malades, au bout de quatre, huit, douze jours, plus ou moins, les urines diminuer, devenir rouges, épaisses et se supprimer presque entièrement. La suppression des selles et cette diminution des urines sont les deux phénomènes majeurs de cette période de la maladie : leur intensité et leur durée en constituent vraiment la gravité : aussi est-ce vers ces deux circonstances que l'attention du médecin se dirige

naturellement pour juger de l'état actuel du malade,
et de ce qu'on doit espérer ou craindre, les autres
symptômes, tels que les vomissements, l'ictère,
l'état du pouls, les douleurs des membres étant
beaucoup moins significatifs.

A l'aide de moyens convenables que nous exposerons par la suite, et surtout à l'aide du temps, les
malades parviennent à obtenir du repos ; c'est-à-dire,
qu'au bout de dix, quinze jours, ou trois semaines,
les douleurs se calment, les selles se rétablissent,
les urines reprennent leur cours ; ils peuvent reposer
quelques heures pendant la nuit, et trouvent, par
comparaison, leur état supportable. Il ne leur reste,
en effet, que quelques douleurs sourdes ou légères
dans le ventre, des douleurs dans les membres,
quelquefois des vomissements, une sorte de poids
dans la région de l'estomac, ou un malaise dans
divers points de la poitrine, etc.

Pour peu que la maladie ait été intense, il faut
bien un espace de trois semaines pour parvenir à
cette situation satisfaisante.

Mais elle est bientôt suivie d'une rechute, quelquefois d'une seconde, d'une troisième, non moins
longues chacune que la première atteinte du mal,
si elles ne sont pas aussi douloureuses, sans qu'on
puisse toujours accuser des écarts de régime, ou
d'autres imprudences, d'y avoir donné lieu.

Assez ordinairement la maladie a, dans ces récidives, l'aspect qu'elle avait au début, c'est-à-dire,
que celui chez lequel les douleurs ont été fortes dans
le ventre, en est repris avec une force proportionnelle ; que celui qui a eu primitivement les mem-

bres entrepris et disposés au tremblement, avec précipitation des battements du cœur, comme nous l'indiquerons par la suite, voit les mêmes phénomènes se manifester ou se ranimer. L'ictère lui-même qui avait existé dès le principe reparaît dans les rechutes.

La plupart des malades ont des douleurs ou un malaise dans les membres à la suite de la première atteinte du mal ; ces douleurs deviennent plus prononcées et bientôt dominantes dans les rechutes, celles du ventre diminuant de plus et se perdant, pour ainsi dire, dans celles-ci.

Ces douleurs occupent le plus souvent les membres inférieurs ; les supérieurs n'en sont pris qu'après, et comme par une sorte d'extension du mal. Cependant les douleurs des membres supérieurs se confirment plus souvent et dégénèrent plus souvent en paralysie que celles des membres inférieurs ; ainsi, on voit des malades impotents des extrémités supérieures, tandis que les membres inférieurs sont libres dans leurs mouvements: le contraire est plus rare. La paralysie des quatre membres ne se voit guère que dans le temps de danger pour la vie.

Lorsque les membres se prennent, les malades y éprouvent un engourdissement, une torpeur avec impossibilité de s'en servir, ou des douleurs susceptibles d'être plus fortes à la partie interne des cuisses, aux genoux, au dos du pied ; c'est aux lombes que les douleurs sont le plus légères. Elles s'étendent quelquefois simultanément ou successivement dans les diverses parties du corps, surtout aux bras. La torpeur ou l'engourdissement se borne quelquefois

à la peau du bassin et des environs des parties géni-
tales. Les testicules sont quelquefois le siége de douleurs très-vives.

Lorsque l'affection des membres se prononce,
elle ne devient pas une paralysie ordinaire : c'est
d'abord un engourdissement avec rigidité, qui empêche les malades de se tenir debout, ou de se servir de leurs bras, de leurs mains : puis une impotence complète.

L'impotence des membres prononcée est durable.
Au moment où j'écris (à la fin d'octobre 1824),
je n'ai pas eu occasion de la voir se dissiper. Il est
vrai que nous faisions partir pour rentrer en France,
aussitôt que possible, les officiers chez lesquels elle
se manifestait ; car c'est principalement chez des officiers que j'ai eu occasion de la voir, comme je l'ex-
pliquerai par la suite. Tous les malades qui sont
morts de la colique de Madrid avaient cette paralysie des membres. Ceux chez lesquels la maladie n'a-
vait pas amené ce fâcheux accident, étaient quelquefois longtemps à se rétablir, et sujets, dans l'état de
faiblesse où ils se trouvaient, à être pris de dévoiement, ce qui ne tardait pas à leur être funeste ; ou
d'hydropisie ascite, résultat des longues douleurs dont
le ventre avait été le siége, et en même temps de l'état
de débilité dans lequel les fonctions digestives étaient
restées. Quelquefois les malades succombaient à une
maladie survenue accidentellement pendant la première, et lorsque celle-ci était tout à fait passée
depuis longtemps, comme je pourrai en citer des
exemples. Mais, généralement, il mourait peu de
malades de la colique de Madrid ou de ses suites.

10.

Ceux qui avaient éprouvé le surcroît de maux de la paralysie ne succombaient pas non plus en grande proportion; mais ils mouraient plus près du temps d'acuité de la maladie. Chez eux le système nerveux de la vie animale s'affectait de plus en plus; l'embarras s'étendait quelquefois des membres auxquels il était borné à ceux qui étaient restés libres, en même temps que les douleurs du ventre, si elles s'étaient soutenues jusqu'alors, disparaissaient; le pouls prenait de la fréquence et devenait petit et faible; la respiration s'embarrassait par la gêne ou l'affaiblissement des muscles de la poitrine, du diaphragme, etc.; quelquefois il s'y joignait du délire; et les malades mouraient très-amaigris, mais le paraissant surtout à cause de l'affaissement des muscles de la face et des extrémités. Des digestions difficiles, causées par des aliments pris sans mesure, ou sans choix, pouvaient hâter leur fin, que les seules influences atmosphériques précipitaient quelquefois.

Après la mort, qui n'avait guère lieu avant deux ou trois mois de maladie, et qui arrivait quelquefois beaucoup plus tard, on trouvait des spasmes ou des resserrements de l'intestin grêle, des traces assez légères de phlegmasie dans les intestins et dans l'estomac. Mais ces traces d'inflammation étaient beaucoup plus évidentes dans le tissu des reins, surtout si les malades succombaient près du temps d'acuité de cette affection. Les systèmes nerveux cérébral et abdominal ont été l'objet de recherches que nous ferons également connaître en leur lieu.

Tels sont les traits principaux de la colique de Madrid. Après cet exposé rapide de leur ensemble, nous allons entrer dans l'examen circonstancié des phénomènes de cette maladie, afin d'en faire mieux apprécier la nature.

DEUXIÈME SECTION.

Examen détaillé des symptômes qui caractérisent cette maladie.

L'état du *pouls* est variable et souvent différent de lui-même dans cette affection. Il y a des malades chez lesquels il existe réellement de la fièvre dans le principe ; ce sont principalement les jeunes gens d'un tempérament sanguin, les hommes forts, irritables : d'autres chez lesquels le pouls demeure sans fréquence, ne prenant que de la dureté. Chez quelques-uns, il devient intermittent dans le courant de la maladie, lors même que son intensité est passée ; chez d'autres il devient tremblottant vers la fin et bat avec fréquence lorsque le malade est mieux du reste, ou n'offre même guère d'autre signe remarquable de cette affection. Il semble que l'irritation abdominale s'est étendue directement, ou par l'entremise de la moelle épinière, jusqu'aux nerfs du cœur, avant de finir ou de changer. Cela se voit surtout lorsque les membres sont pris ou doivent l'être.

M. Flègre, sous-lieutenant au 22ᵉ régiment d'infanterie de ligne, âgé de quarante ans, entré le 10 novembre 1823 à l'hôpital, n'offrait plus, depuis longtemps, d'autre signe de maladie que cette fréquence du pouls, à la suite de la colique de Madrid qu'il n'avait pas eue très-forte. Il sortit le 6 janvier 1824 de l'hôpital, se disposant à partir pour la France. Quelques jours après, il revint nous voir, ayant les deux bras complétement paralysés et se trouvant assez bien du reste. Il ne faut pas s'attendre à voir dans la colique de Madrid le pouls se comporter comme dans les affections abdominales aiguës ordinaires; il faut croire que l'irritation est d'une nature bien différente : le pouls est beaucoup moins significatif dans la colique de Madrid; sa fréquence et ses irrégularités sont loin d'indiquer le même danger.

Les *vomissements* sont plus ordinaires au milieu et surtout à la fin de la maladie, ou lorsqu'elle a duré un certain temps, que dans son principe. Ils ont lieu le plus souvent sans de grands efforts. Après avoir éprouvé pendant quelques instants un malaise à la région épigastrique, les malades sentent leur estomac se soulever et vomissent, trois ou quatre fois par jour, une matière bilieuse liquide, d'un vert foncé, quelquefois tirant sur le bleu, et se trouvent soulagés pour le moment. Ces vomissements sont souvent provoqués par la boisson ordinaire (l'eau de gomme, de riz, d'orge, de tilleul, etc.), qui devient alors fatigante pour l'estomac, peut-être parce que cet organe est déjà irrité par la présence de la bile. Quelquefois ils sont très-fréquents, accompagnés de grands efforts. Je les ai vus avec le hoquet chez des malades qui avaient pour symptôme dominant une douleur à l'épigastre avec ictère, aphtes à la bouche.

En considérant l'époque de l'apparition des vomissements, il semblerait que les intestins sont affectés avant l'estomac, où la maladie ne parviendrait que lorsqu'elle est déjà moindre dans les intestins.

La *langue* est saburrale, jaune-blanchâtre, comme on la voit chez les personnes qui ont été pendant quelques jours à la diète et à l'usage de boissons adoucissantes, mucilagineuses ou gommeuses. Elle n'est pas rouge sur ses bords et à la pointe, comme dans la gastrite ou gastro-entérite. Je l'ai vue chez quelques malades ulcérée et très-douloureuse à celui de ses bords qui correspondait à des ulcérations de la face interne des joues, communes parmi les jeunes soldats, et que nous avons déjà désignées sous le nom de *stomatite* (page 331); elle est rarement recouverte d'un enduit blanchâtre d'une certaine épaisseur dans la colique de Madrid.

L'appétit et le goût sont détruits, plus encore par le malaise et la douleur générale, que par l'altération de la sensibilité des organes qui sont le siége de ces deux facultés.

L'ictère proprement dit existe quelquefois dès le principe de cette affection. Quelques malades ont seulement une légère teinte ictérique apercevable au blanc des yeux. Un plus grand nombre est d'une couleur jaune basanée, qui se rapproche de celle des habitants du pays : le plus souvent ils demeurent pâles.

Les douleurs de ventre sont le symptôme qui tourmente le plus les malades dans cette affection. En les abordant, on les trouve quelquefois couchés sur le ventre, et se plaignant, avec une figure bien expressive, de ne pas trouver de situation. Le mal leur arrache des plaintes continuelles. Ils demandent instamment quelque remède qui puisse les soulager. Il en est qui se retournent sans cesse dans leur lit, essayant de se lever, de s'asseoir, aussitôt obligés de se remettre sur le ventre, quelquefois la tête hors du lit, pour céder en même temps aux envies de vomir. Ces douleurs occupent le milieu du ventre sans aucun gonflement de cette cavité, qui n'est pas toujours douloureuse à la pression : elles s'étendent vers les reins, lorsque la diminution des urines annonce l'irritation ou l'affection de ces organes. Mais on voit les urines diminuer, se supprimer même, sans que les douleurs soient très-fortes dans les reins, ou même sans que les malades s'en plaignent.

Les douleurs de ventre ne sont aussi vives que dans le commencement de la maladie, ou dans le commencement des rechutes. Au bout de quelques semaines ou de quelques jours, elles diminuent, ou elles s'usent avec les forces ou la sensibilité du malade, et se bornent, dès lors, à empêcher son sommeil ou son repos, à entretenir sur sa figure une expression de souffrance et de mauvaise humeur. Le malade chez lequel je les ai vues le plus fortes et durer le plus longtemps, était un capitaine de grenadiers du 15ᵉ régiment d'infanterie de ligne, nommé M. de Condé. Cet officier, âgé de vingt-huit à trente ans, blond, d'un embonpoint ordinaire, natif du département de la Meuse, entra à l'hôpital le 20 juin 1824, venant d'un village à quatre lieues à l'est de Madrid, où il était malade et très-souffrant depuis trois semaines. Il fut pendant plus d'un mois à pousser les hauts cris, nuit et jour. Les douleurs s'affaiblirent vers la fin de juillet. Il commença à se lever dans les premiers jours du mois d'août, pour pouvoir quitter plus tôt un climat qui lui était si contraire.

Affaiblies, ou n'ayant jamais été fortes, les douleurs, après avoir occupé le milieu du ventre, se fixent quelquefois à l'épigastre, où elles donnent, comme je l'ai dit, la sensation d'un poids constant, très-fatigant pour le malade, qu'elles empêchent de manger, de dormir, d'avoir du repos; et sont souvent accompagnées de vomissements spontanés, ou avec expulsion du peu d'aliments qu'il peut prendre dans son dégoût. La constipation, produite d'abord par la maladie, peut alors être en grande partie entretenue par l'abstinence presque absolue à laquelle les malades se condamnent eux-mêmes, pendant un temps quelquefois très-long. Les membres, lorsqu'ils ne sont pas atteints d'une manière idiopathique, ou lorsqu'ils ne sont pas essentiellement entrepris, se ressentent beaucoup de cet état de malaise, qui anéantit les forces, et prolonge ou diffère la convalescence. D'autres fois, la gêne, le poids, les douleurs sont dans la poitrine, ou bien les malades éprouvent les spasmes du cœur, dont nous avons parlé (p. 415) : un flux abondant de salive n'est point rare dans ces nuances finales de la maladie, et fait penser que le pancréas peut être irrité aussi bien que les glandes salivaires.

Des douleurs aux testicules s'observent lorsque les douleurs principales ont encore leur siége dans le ventre : ce phénomène est assez fréquent dans la colique de Madrid. Je ne l'ai jamais vu suivi du gonflement de ces organes, quoique la douleur dont ils étaient le siége fût quelquefois très-violente. On peut en rapprocher la sensation qu'éprouvait un officier, épuisé par un malaise fixé depuis longtemps à l'épigastre, à la suite de la colique de Madrid : il me disait que toutes les nuits, à la même heure, il était réveillé par une vive douleur qui lui passait dans la verge comme un éclair.

La céphalalgie est rare dans la maladie qui nous occupe. Je ne l'ai observée bien intense que chez un malade nommé Martin, sous-lieutenant aux voltigeurs du 15e de ligne[1]. Il avait une colique extrêmement intense, avec constipation, ictère, suppression d'urine, vomissements, et avait éprouvé plusieurs récidives de ces accidents, en partie par sa faute, car il ne se ménageait pas sous le rapport des aliments. Il fut pris d'une douleur dans le milieu de la tête, qui lui arrachait les hauts cris. Il la tenait à deux mains; il lui semblait qu'on la lui fendait. On fut obligé de le mettre dans une chambre à part, pour que ses cris n'incommodassent pas les autres malades. Ce mal s'apaisa après avoir duré environ quinze jours, pendant lesquels on lui fit plusieurs applications de sangsues aux tempes; il eut deux vésicatoires[2] derrière les oreilles, des narcotiques à prendre à l'intérieur, etc. Puis il parut habituellement assoupi.

Au commencement du mois d'août, c'est-à-dire, plus d'un mois après l'apparition de son mal de tête, il fut pris de délire avec strabisme de l'œil droit. Les autres symptômes (moins l'ictère et les

---

[1] On l'a vue telle chez le nommé Honzé, mentionné dans les pages suivantes ; mais on peut avoir des doutes sur sa cause.

[2] Lorsqu'il sera question de vésicatoires dans ce travail, on doit entendre qu'ils ont été établis avec la pommade de Gondret, ou par l'application de linges trempés dans l'ammoniaque liquide, à cause de la disposition que l'appareil urinaire avait à s'affecter.

vomissements) étaient dissipés; il n'y avait depuis longtemps plus de fièvre. J'augurais mal de l'issue de cette maladie chez un homme très-affaibli par les accidents antérieurs et qui n'avait plus la force de se mouvoir.

Le 13 août, il était taciturne depuis deux jours; il survint des mouvements convulsifs du côté gauche de la face, avec secousses dans tout le corps, fréquence du pouls, sueur froide et commencement de râle, quoique les yeux fussent ouverts. Cette agitation convulsive de la face dura jusques assez avant dans la nuit (vésicatoires aux jambes, application de linges froids sur la tête).

Le 14 au matin, le malade, toujours sans parole, était plus faible; il n'était pas allé depuis plusieurs jours à la selle (un lavement purgatif). Il mourut le soir, à six heures, le râle ayant successivement augmenté, pendant que des symptômes d'affaissement ou de compression succédaient à ceux d'irritation cérébrale. Je ne pus faire l'autopsie cadavérique.

La constipation est ordinairement en proportion de la douleur de ventre. Les malades demeurent les cinq, huit, dix jours et plus, sans aller à la selle, quoiqu'ils fassent journellement usage de lavements émollients, laxatifs, de bains, etc. Quelquefois ils ne rendent pas les lavements. Lorsqu'ils ont des évacuations, ce sont d'abord des matières dures, rondes, de couleur brunâtre, en très-petite quantité, qu'ils expulsent à des intervalles de plusieurs jours. A une époque plus avancée de la maladie, il n'est pas rare qu'ils évacuent des mucosités blanchâtres comparables à des raclures de tripes. Quelquefois les matières sont en même temps liquides, bilieuses, écumeuses. Quelques malades en rendent en telle quantité, de diverses nature et consistance, qu'on en serait surpris, si l'on ne faisait la réflexion que leur séjour prolongé dans les intestins a pu provoquer enfin des sécrétions abondantes.

C'est à l'époque de l'intensité des symptômes, c'est-à-dire, pendant la violence de la douleur et l'opiniâtreté de la constipation que *les urines diminuent et se suppriment presque entièrement*. En diminuant, elles deviennent plus épaisses, safranées, puis d'un rouge plus foncé. Elles ont paru quelquefois tellement rouges, qu'on eût cru d'abord que les malades pissaient du sang. On a vu alors le sédiment qu'elles déposaient être d'une belle couleur rouge d'ocre, lisse, luisant et comme collé ou aglutiné au vase. Les malades vous montrent le matin, avec étonnement, une ou deux cuillerées d'urine, qui sont tout ce qu'ils ont pu rendre pendant la nuit. Cependant la région de la vessie n'est nullement distendue, ni même essentiellement douloureuse à la pression, non plus que le reste du ventre: ce serait en vain qu'on tenterait le cathétérisme. Cette rareté des urines n'est ni aussi fréquente, ni d'une aussi longue durée que la constipation; mais elle s'en rapproche sous ces deux rapports. Il arrive que les évacuations alvines étant devenues comparativement faciles et fréquentes depuis plusieurs jours ou même des semaines, les urines continuent à couler en très-petite quantité.-Leur sécrétion n'ayant été altérée que consécutivement à la constipation, ne se rétablit, non plus, dans son état naturel que d'une manière consécutive au rétablissement des fonctions intestinales.

Des malades, qui passent ainsi plusieurs jours et même des semaines sans avoir d'évacuations alvines et ne rendent pas d'urine, n'éprouvent non plus aucune transpiration remarquable, quoiqu'ils boivent chaque jour la quantité de tisane qu'un homme a coutume de prendre en vingt-quatre heures, et qu'ils puissent absorber l'eau des bains, où on les plonge.

J'ai dit que, dans cette maladie, les membres inférieurs étaient plus souvent douloureux et engourdis que les supérieurs; mais *bientôt les membres inférieurs se dégagent plus ou moins complétement, et les supérieurs seuls restent perclus.* LUZURIAGA l'avait observée comme nous. Quelquefois les quatre membres sont atteints presque en même temps de douleurs et de paralysie; alors le danger est plus imminent pour la vie.

Un Suisse (Homberger), âgé de vingt-deux ans, entra à l'hôpital le 9 mai 1824, pour être traité d'une fièvre intermittente qui ne disparut que vers le commencement de juin. A cette époque, il fut pris de la colique de Madrid qui fut chez lui peu violente, mais avec ictère. Au commencement de juillet il était beaucoup mieux. Il ne lui restait que des vomissements, qui devinrent assez fréquents il est vrai. Les quatre membres se prirent. Le 14 du même mois, cet homme était étonné de ne pouvoir se tenir levé; il s'en plaignait avec un air de terreur. Sa face était changée et la parole moins facile, sans doute à cause de l'affection des muscles qui y concourent. Il délirait la nuit sans agitation, voyant devant lui bien des choses qui n'y étaient pas. Il mourut le 17, c'est-à-dire, le troisième jour de cet état général.

Je fus étonné lorsque je vis qu'il n'avait que vingt-deux ans : il paraissait en avoir quarante, tant sa constitution peu forte avait été profondément altérée par ces coliques.

M. Martin (page 420) et ce malade sont les deux seuls que j'aie perdus de la colique de Madrid. Je donnerai plus loin le résultat général de l'ouverture des cadavres.

Il est rare que l'affection des membres paraisse dès le principe de la maladie : cela se voit cependant quelquefois. M. Foissey, chirurgien sous-aide, ayant eu pendant longtemps une gastrite chronique, sans en être malade, fut pris d'une douleur à l'épigastre, que je reconnus d'abord pour appartenir à la colique de Madrid. Mais il y avait déjà chez lui une disposition évidente au tremblement des membres, avec grande fréquence du pouls, que je ne savais appeler de la fièvre, parce que je voyais qu'elle tenait à la même cause. Les douleurs du ventre, la constipation et la diminution des urines ne vinrent qu'après, et furent peu prononcées. Il rechuta deux ou trois fois et rentra chaque fois à l'hôpital ; le tremblement des membres et la fréquence du pouls étaient toujours prononcés, remarquables dès le principe et les phénomènes dominants. M. Foissey partit pour Pampelune le 6 octobre 1824. Il y avait à peu près un mois qu'il n'éprouvait plus ni fréquence du pouls, ni tremblement des extrémités. Il s'était très-bien trouvé de l'usage de la digitale en poudre, à la dose de quatre à six grains par jour.

Quelquefois l'affection des membres survient à une époque où les malades croient n'avoir plus à la redouter. Le nommé Guyonnet (Louis-Antoine), âgé de trente-quatre ans, commis aux distributions, entra la première fois à l'hôpital, le 14 décembre 1823, pour la colique de Madrid, qui fut violente, et en sortit le 9 avril. Il y rentra le 17 du même mois pour la même affection; les douleurs de ventre étaient vives; un purgatif de LEROY qu'il prit à mon insu, parut les abréger; il sortit le 25 avril. (Cet exemple hâta la fin d'un officier hydropique, M. Doreille, qui se procura le même remède et le prit sans mon assentiment).

Je le rencontrai quelquefois en ville, à de longs intervalles. Il avait un air de santé.

Le 24 août je le vis entrer chez moi, soutenu par deux personnes, pouvant à peine mettre un pied devant l'autre et hors d'état de se servir de ses bras. Il avait été malade deux fois depuis sa dernière sortie de l'hôpital, toujours de la même affection. Il y avait quatre jours seulement que de violentes douleurs de ventre avaient cessé; la paralysie s'était prononcée depuis lors; les douleurs dans les membres étaient atroces. Depuis son licenciement à la fin de février, cet homme avait eu l'intention de se fixer à Madrid; il avait acheté des outils pour une profession mécanique qu'il voulait y exercer. Mais, voyant bien qu'il ne pouvait résister au climat, il abandonnait tout, et venait me demander un certificat qui favorisât son retour en France.

Il serait difficile de croire que cette maladie n'ait pas été bien grave chez ce jeune homme, en voyant l'opiniâtreté avec laquelle ces paralysies résistaient quelquefois aux moyens les mieux indiqués. Un capitaine du 22ᵉ, sorti depuis un mois et demi de l'hôpital, où il avait été retenu pendant trois semaines par une colique de Madrid, vint chez moi le 21 août, encore valétudinaire, décidé à rentrer en France, ce à quoi je l'avais beaucoup engagé. Il souffrait beaucoup des membres, et surtout des membres inférieurs. Il était resté jaunâtre et maigre, quoiqu'il eût observé le régime végétal le plus modéré. Il éprouvait parfois des coliques. Il m'apprit que le sous-lieutenant dont j'ai parlé (p. 415), était aux eaux de Barèges depuis la première saison, et toujours dans le même état. Il me parla également de deux officiers de son régiment, dont l'un, perclus des bras, comme M. Flègre, et l'autre des extrémités inférieures, n'avaient non plus retiré aucun avantage de l'usage des mêmes eaux. Ces trois officiers étaient ensemble : il n'avaient, à eux trois, que quatre jambes et deux bras dont ils pussent se servir. Ces nouvelles étaient capables de faire impression sur un convalescent et de le déterminer au parti qu'il prenait enfin.

Luzuriaga dit que quelquefois la paralysie des extrémités supérieures et inférieures disparaît tout à coup, et qu'au même instant les douleurs de ventre recommencent avec leur cortége ordinaire, la tête se prenant quelquefois, ce qui donne lieu à des mouvements convulsifs, à des affections comateuses et à des convulsions. Je n'ai jamais vu cette disparition subite de la paralysie, remplacée par les coliques, etc.; mais j'ai eu occasion d'observer que la paralysie qui a été quelquefois imminente pendant quelque temps, venant tout à coup à se confirmer, les douleurs de ventre et les symptômes concomitants cessent aussitôt.

Luzuriaga prétend que la paralysie des membres, abandonnée aux efforts de la nature, peut se terminer heureusement dans l'espace d'un an, et beaucoup plus tôt, si l'on emploie les moyens que l'art fournit. Ce qui est remarquable, c'est la manière dont les malades s'accoutument à cet état vraiment pitoyable pour le spectateur : j'ai vu des officiers qui avaient toujours joui de la santé la plus robuste, confinés dans leur lit où on était obligé de les alimenter et de les aider pour les moindres mouvements, se faire illusion sur leur situation déplorable, l'envisager d'une manière fort légère, croire chaque jour qu'ils allaient reprendre le libre exercice de leurs membres, parce que les douleurs étaient moins fortes ; s'obstiner à rester à Madrid, de peur de nuire à leur avancement en allant passer quelque temps de convalescence dans l'intérieur de la France ; ou attendre qu'il partît quelque convoi pour en obtenir le commandement, lorsqu'ils ne pouvaient faire un geste et qu'ils pouvaient à peine parler.

TROISIÈME SECTION.

Variétés dans les modes d'invasion , etc.

La colique de Madrid commence souvent par des symptômes qui feraient croire à l'invasion de toute autre maladie, en sorte qu'on est étonné lorsque ses caractères se prononcent et deviennent indubitables. M. Dourlan, chirurgien sous-aide, âgé de vingt ans environ, d'une forte constitution avec de l'embonpoint, n'avait fait aucun excès les jours précédents.

Le 30 juillet 1824, il écrivit depuis huit heures du soir jusqu'à onze heures entre deux croisées ouvertes. Dans la nuit, il fut réveillé par une douleur à l'épigastre, suivie de vomissements violents et de déjections alvines répétées qui lui firent croire qu'il était atteint d'un choléra-morbus.

Le 31, à six heures du matin, on prescrivit l'application de soixante sangsues sur l'épigastre, et, pour qu'il n'y en eût pas moins, on en mit quatre-vingts, croyant que plusieurs ne prendraient pas. Elles prirent toutes : il estime à trois livres la quantité de sang qu'il perdit.

Le 1er août il était bien.

Le 2 et le 3 il sortit, mais mangea extrêmement peu. Le 3, la colique de Madrid se déclara, car les douleurs de ventre survinrent. La constipation qui durait depuis le 31, fut dès lors habituelle, absolue, avec diminution et presque suppression des urines, qui étaient rouges et épaisses. Une teinte ictérique existait dans les yeux dès les premiers jours.

Le 7, il fut à la selle pour la première fois depuis le choléra. Il y alla de nouveau le 8 et le 9.

Le 9, au matin, il y avait vingt-quatre heures qu'il n'avait pas rendu une goutte d'urine. Le temps avait été orageux pendant les trois jours précédents ; le malade avait cru observer l'influence la plus marquée de l'électricité sur ses coliques : à chaque éclair, à chaque coup de tonnerre, c'étaient, dit-il, des douleurs atroces dans le ventre. La douleur des reins n'avait été que légère chez lui. A peine la sentait-il dans cette région, le 9 au matin. Pendant cinq jours il ne rendit pas une cuillerée d'urine par vingt-quatre heures. Mais le 14, les urines devinrent libres et abondantes comme les évacuations alvines; le malade fut convalescent.

Il rechuta le 17, sans cause connue, et fut de nouveau rétabli le 27. Après plusieurs alternatives de mieux-être et de maladie, il guérit assez promptement, sans que sa constitution conservât des traces de cette affection redoutable. Il fut heureux sous ce rapport.

Quelques malades entrent pour un autre motif à l'hôpital, et peu de jours après, ou au bout d'un long temps, lorsqu'on les a traités et qu'ils sont convalescents, on les voit pris de la colique de Madrid. On a vu cette maladie succéder ainsi à des fièvres intermittentes : M. Dabin, officier au 22ᵉ de ligne, entra à l'hôpital le 5 juillet 1824, pour une fièvre intermittente tierce qu'il avait depuis quatre ou cinq jours. Je voulus laisser passer quelques accès avant de la traiter directement; je le tins à la diète et à l'usage d'une boisson délayante, puis d'une tisane amère. J'eus lieu de me féliciter de ne lui avoir pas donné de remèdes plus actifs, car, cinq ou six jours après son entrée à l'hôpital, il fut pris de la colique de Madrid, que rien n'avait pu faire prévoir, et qui fut si forte qu'on fut obligé de le mettre dans une pièce séparée. Le 4 août, il se manifesta sur le front et la figure un érysipèle dont le début fut violent et qui parcourut successivement tout le corps, depuis la tête jusqu'à l'extrémité des pieds; avec un sentiment d'ardeur presque insupportable, de la fièvre (qu'il n'avait plus auparavant), et des battements de cœur parfois fatigants, pendant que la langue restait belle et humide. Les douleurs du ventre, qui étaient encore assez fortes au commencement de l'érysipèle, se calmèrent bientôt. Cependant le malade resta constipé pendant quelques jours : mais le ventre devint libre, l'érysipèle diminua à l'aide des bains à peine tièdes, se termina vers le 25 août, et le malade sortit de l'hôpital le 29, pour aller en Corse, son pays natal, passer sa convalescence. Chez ce malade on voit la colique de Madrid succéder à une fièvre intermittente, ou en prendre la place, et être à son tour remplacée par un érysipèle général, qui se termine heureusement lorsque la colique de Madrid avait cessé depuis longtemps.

J'ai vu cette dernière maladie survenir à un rhumatisme inflammatoire, traité par les saignées générales et locales, et à des cours de ventre plus ou moins chroniques ou anciens; mais, dans ce dernier cas, la constipation était loin d'être aussi opiniâtre que dans les autres, car les douleurs et la constipation furent prononcées après le rhumatisme. Chez ces malades on ne pouvait, ce semble, accuser seulement des écarts de régime, qui, s'ils eussent été commis, auraient dû donner lieu à d'autres accidents que la colique de Madrid. Le confrère, chargé de la salle où l'on réunissait les Suisses fièvreux (pour n'avoir besoin que d'un interprète), était étonné de voir cette névralgie atteindre en si grand nombre ses malades ou ses convalescents d'autres affections.

Il y avait des jours (à la fin de juin et en juillet 1824) où elle se montrait de toutes parts, comme une épidémie. Elle atteignit dans leur lit des blessés qui étaient à l'hôpital depuis longtemps.

On pouvait croire, avec plus de raison, que les vénériens qui en étaient pris, y donnaient lieu par l'abus du vin ou des viandes qu'ils se procuraient. Un d'entre eux, domestique du chef d'état-major de l'armée, d'une forte constitution et adonné au vin, était à l'hôpital pour un phymosis causé par des chancres au prépuce. On sut qu'il avait commis des excès de boisson pendant son traitement. A la suite de violentes coliques les membres se prirent. Deux ou trois jours après, on le trouva, à la visite du matin, avec la respiration un peu gênée. A celle du soir, il était comme dans un accès d'asthme, tant il avait de peine à respirer; il mourut à huit heures du soir. A l'ouverture du cadavre, on vit, de plus que chez les autres, dont nous ferons connaître les autopsies, une inflammation récente des deux poumons, qui étaient engorgés d'une sérosité sanguinolente et écumeuse.

Mais, d'autres vénériens furent atteints de ces coliques, au commencement ou au milieu de leur traitement, par la liqueur de Van-Swiéten, ou les frictions, sans qu'on pût soupçonner qu'ils en eussent provoqué l'apparition d'aucune manière.

J'ai cité l'exemple d'un érysipèle général, développé pendant le cours de la colique de Madrid, et la terminant d'une manière heureuse. On crut voir un érysipèle à la figure, produire le même effet, et sa disparition être suivie du prompt retour des douleurs de ventre. Bien plus, un officier nommé Geoffroi, âgé de trente-cinq ans, sous-lieutenant au 15ᵉ de ligne, avait des douleurs dans les membres et même dans le ventre, à la suite d'une colique de Madrid, qui, sans être très-intense, avait duré très-longtemps. Il fut pris, vers le 10 septembre, d'une ophthalmie presque sans douleur, quoique les yeux fussent fort rouges. Dès que l'ophthalmie parut, les douleurs des membres et du ventre diminuèrent sensiblement, et cessèrent presque; et, lorsque l'état des yeux s'améliora, les douleurs des membres et du ventre se montrèrent comme auparavant. On avait cru s'apercevoir que des malades, à qui on faisait prendre l'extrait de belladone, comme calmant, avaient bientôt une éruption cutanée, qui soulageait l'affection abdominale et le malaise des membres; mais les espérances fondées sur cette observation, ne se soutinrent pas, le fait lui-même ne s'étant pas confirmé,

Des éruptions qui sembleraient devoir soulager vers la fin de cette maladie, produisent quelquefois un effet contraire : un soldat qui était à l'hôpital depuis le 27 juillet, pour la colique de Madrid, n'éprouvait plus, en septembre, que des douleurs dans les jambes. Ces douleurs, après avoir été assez fortes pour l'empêcher de marcher, touchaient à leur fin. A cette époque, il vit la partie antérieure de ses deux jambes se couvrir, jusqu'aux genoux inclusivement, de pétéchies d'un rouge vif, larges comme des lentilles, qui causèrent, à leur apparition, une douleur brûlante, et qui, après avoir duré huit jours, disparurent, laissant le malade plus souffrant qu'avant leur éruption.

CHAPITRE II.

PREMIÉRE SECTION.

Causes de la colique de Madrid.

La colique de Madrid attaquait les militaires français dans toutes les saisons, mais moins l'hiver que l'été. Le moment de l'année où il y eut le plus de ces malades, fut la fin de juin 1824, pendant de fortes chaleurs. Il en arrivait alors de toutes parts, et surtout des villages où les troupes étaient cantonnées à quatre, six, huit, dix lieues est ou sud-est de la ville. La garnison de Madrid en donna moins en proportion. Il est vrai que, des régiments qui la formaient, le 28ᵉ et le 23ᵉ étaient à Madrid depuis un an, et pouvaient déjà avoir eu leurs malades de ce genre. Le 1ᵉʳ régiment suisse, arrivé depuis le mois de mai 1824, en eut beaucoup.

Cette maladie fut infiniment plus commune parmi les officiers que parmi les soldats : à tel point, qu'il y eut pendant longtemps, dans l'hôpital, numériquement plus d'officiers que de soldats atteints de cette affection ; et il faut remarquer que tous les soldats malades, surtout de cette manière, étaient envoyés à l'hôpital, tandis que beaucoup d'officiers pouvaient se faire traiter dans leurs logements.

Ce n'était pas la différence d'âge qui pouvait être cause de cette prédilection de la maladie pour les officiers : la colique attaquait parmi eux des hommes de tout âge (autant qu'il peut y en avoir parmi les militaires), et des tempéraments les plus opposés.

On voyait couchés à côté les uns des autres, avec la même affection, des individus très-gras, et d'autres très-maigres; des hommes forts, sanguins et musculeux, et d'autres qui étaient d'une constitution faible et lymphatique; des bruns et des blonds, des personnes d'un caractère violent et emporté, et des phlegmatiques qui contrastaient par leur apathie. Conduit à penser que la manière de vivre, et surtout la nature de leurs aliments les rendaient aussi sujets à cette douloureuse maladie, je questionnai plusieurs officiers à cet égard. Ils me répondirent que leur vie était très-réglée, qu'ils ne faisaient aucun excès de table; que, dans les villages d'où ils venaient, ils rentraient toujours de bonne heure, en sorte qu'à huit ou neuf heures du soir, on ne voyait plus personne dans les rues; et que les soldats, qui s'enivraient journellement, parce que le vin y était à bas prix, se conservaient en santé.

Je persistai néanmoins à croire que généralement mes soupçons étaient fondés. La vie des soldats est plus uniforme que celle des officiers: leur repas se compose toujours de la soupe, du bœuf et de légumes, tandis que la table des officiers est variée. Il se peut bien, que, sans croire faire d'excès, ils en fissent en vivant comme ils vivaient en France. L'usage du café, de la liqueur, de la bière, de la limonade et d'autres boissons froides, leur est plus familier qu'aux soldats.

Ce qui me confirme encore dans cette opinion, c'est que la colique de Madrid se voyait souvent chez les employés d'administration ou des vivres de l'armée, qui sont généralement peu sobres. Parmi le petit nombre de malades de cette nature que j'avais dans ma salle de soldats, il se trouvait toujours, ou quelque sous-employé d'administration, ou des soldats des compagnies d'ambulance, ou des cuisiniers, ou des domestiques d'officiers supérieurs, des hommes, en un mot, que leur position mettait à même de faire des excès de table, ou de se nourrir d'une manière variée. Au moment où je recueillais ces notes (le 6 août 1824), il n'y avait dans cette salle que six ou sept hommes qui y fussent entrés pour cette maladie; un seul était encore malade, tous les autres étaient convalescents: eh bien ! de ce petit nombre, étaient trois sous-officiers, à qui leur solde un peu plus élevée que celle des soldats, permettait de satisfaire quelques fantaisies, quand même ils n'auraient pas reçu d'argent de chez eux.

Les excès vénériens peuvent être considérés comme une cause principale de cette maladie; mais elle ne doit être, je crois, mentionnée pour son importance, qu'après celle dont je viens de parler.

Quelques habitants du pays ont l'idée que cette affection peut provenir de l'usage du vinaigre, qu'on dit très-mauvais à Madrid, parce qu'on le met dans de grands vases de terre vernissés, où il peut dissoudre des oxides ou des sels de plomb, qui entrent dans la composition du vernis. Mais alors les soldats, qui mangent presque journellement de la salade, dans l'été, auraient dû en être spécialement affectés, ce qui est contraire à l'observation, comme nous l'avons dit. On ne saurait en accuser davantage l'huile, que rien ne prouve être plus nuisible à Madrid qu'ailleurs, ni la manière de préparer les aliments, qui est à peu près la même dans cette ville que dans le reste de l'Espagne. D'ailleurs, la difficulté des relations entre personnes qui ne parlent pas la même langue, a fait que rarement les Français sont devenus convives de leurs hôtes. Presque tous les officiers de l'armée ont continué à se nourrir à leur manière, faisant faire la cuisine par leurs soldats ou domestiques.

A une époque où les idées chimiques étaient en vogue et menaçaient d'envahir le domaine de la médecine, LUZURIAGA prétendit que la colique de Madrid était due à des oxides métalliques qu'on avalait avec des aliments préparés dans des vases mal étamés, ou avec les boissons, telles que l'eau ou le vin, qui avaient été contenus dans des tuyaux ou des vases de métal, ou qu'elle était produite par du vin frelaté avec l'oxide, ou l'acétate de plomb.

Il faut convenir qu'il y a une grande conformité de symptômes entre la colique des peintres et celle de Madrid; et ce sera sans doute la ressemblance du mal qui l'aura conduit à conclure à l'identité de la cause. Mais, quelque grande que soit cette analogie, et quelque confiance que doive nous inspirer un nom justement cité avec éloge, nous dirons avec franchise, que nous ne partageons nullement l'opinion de cet auteur sur la cause de la colique de Madrid. Le temps en a déjà fait justice : il est aujourd'hui peu de praticiens à Madrid, qui tiennent à cette opinion; le peu de fondement en est assez généralement senti, pour qu'on nous sache quelque gré de nous abstenir de la réfuter. Murat et d'autres grands personnages en furent atteints pendant le séjour des troupes françaises dans cette capitale.

On pourrait penser que ce sont les eaux de Madrid, remarquables par leur limpidité et leur fraîcheur, qui y donnent lieu, d'autant plus que la sécheresse et la vivacité de l'air, autant que la nature et la préparation des aliments, portent les étrangers, comme les indigènes à en boire entre les repas, surtout pendant la saison des chaleurs. On serait porté dès lors à croire que l'analyse de ces eaux pourrait répandre un grand jour sur la question qui nous occupe.

Mais il faudrait analyser aussi celles de presque tous les villages voisins qui viennent de sources bien différentes; car pendant les mois de juin et juillet 1824, la plupart des officiers et plusieurs des soldats qui entrèrent à l'hôpital, venaient, ai-je dit, de villages situés à quatre, six, huit ou dix lieux au sud ou au sud-est de la ville, où ils étaient en cantonnement, tels que Valdemoro, Arganda, Aranjuez. Des eaux très-différentes ne sauraient être accusées de produire le même effet.

Il semblerait plus juste d'en accuser le vin, lors même qu'il est naturel (on ne le falsifie pas en Espagne), car il est remarquable par sa force et la quantité de tartre qu'il laisse déposer dans les vases qui le contiennent. Mais, outre ce que j'ai dit de la santé comparative des soldats qui en buvaient plus que leurs officiers, on ne saurait conserver cette idée, si l'on songe que les personnes qui ne buvaient que de l'eau en étaient atteintes comme les autres, et que ce ne sont pas seulement les hommes qui sont sujets à cette maladie. Les chevaux français furent pris en très-grand nombre et avec violence, d'une affection analogue, dans des écuries bien saines, où ils étaient pansés régulièrement, le service n'exigeant aucune fatigue de leur part. Ils en furent attaqués en suivant exactement le régime qui avait été tracé par l'école vétérinaire d'Alfort pour la cavalerie française, pendant son séjour en Espagne. Cette maladie affecta principalement les chevaux de l'artillerie, qui ne faisaient rien du tout à Madrid, et qui mangeaient de fortes rations d'orge (neuf litres par jour, le double de ce qu'on passe aux chevaux espagnols qui, à la vérité, sont moins forts. La ration pour la cavalerie légère française était de huit litres). L'artiste vétérinaire de ce corps me dit qu'ils avaient eu beaucoup de chevaux malades, *incomparablement* plus qu'en France. La maladie dominante était la colique. Il observa aussi beaucoup de rétentions d'urine, avec ou sans la colique. Ils perdirent beaucoup de chevaux. La colique les tuait quelquefois en deux heures.

Le directeur et professeur de l'école vétérinaire de Madrid, qui joignait l'expérience à une vaste instruction, avec qui je conférai sur ce sujet, me dit avoir été souvent consulté sur cette maladie par les chefs des troupes françaises. Il pensait que les professeurs d'Alfort avaient rédigé leurs instructions sans tenir assez compte des localités; que l'affection dont il s'agit était produite par une nourriture trop abondante et trop riche en farine, par l'orge, dont les chevaux ne pouvaient manger autant à Madrid qu'en France. Ainsi, son opinion se réduisait aussi à accuser principalement le climat de ce phénomène morbifique.

DEUXIÈME SECTION.

Particularités du climat de Madrid.

Le climat de Madrid, appréciable par la hauteur du sol sur lequel est bâtie cette ville[1], par la hauteur des montagnes voisines, couvertes de neige depuis la fin d'octobre jusqu'à la fin de juin, par l'agitation et surtout par la vivacité de l'air qui, *lors même qu'il n'éteint pas une chandelle, peut tuer un homme,* comme dit l'un des nombreux proverbes auxquels ses inconvénients ont donné lieu, le climat de Madrid a une action plus marquée que celui des

[1] La hauteur moyenne du plateau des Castilles paraît être de 300 toises. La hauteur barométrique de Madrid est, d'après une note de M. Bauza, de 26 pouces 2 lignes 2/5. Elle est par conséquent de deux pouces ou d'un quatorzième moindre que la hauteur moyenne du mercure au niveau de l'Océan..... Madrid est quinze fois plus élevé que Paris, trois fois plus que le mont Valérien, un tiers de plus que Genève (*Itinéraire descriptif de l'Espagne,* par A. de Laborde).

On sait que le nitre s'engendre avec une facilité étonnante dans une grande étendue de l'Espagne ; «on peut assurer qu'un tiers des «terres incultes de l'Espagne, et la poussière des chemins des pro-«vinces orientales et méridonales de ce royaume pourraient four-«nir de nitre le monde entier, si la volonté de Dieu l'anéantissait «dans tout le reste du globe. » (Miñano, *Dictionnaire géographique et statistique de l'Espagne et du Portugal;* Madrid, 1826.)

J'ai vu souvent couverte de nitre la muraille qui entoure la ville de Madrid au sud, quoique l'ardeur du soleil soit souvent insupportable dans ce lieu abrité.

divers autres lieux de l'Espagne, sans doute parce que
le plateau des Castilles est le plus élevé de toute la
péninsule, et celui où les extrêmes du froid et
du chaud se trouvent le plus rapprochés. Au moment où le corps est en sueur, il peut être saisi d'un
froid glacial. Tels sont, si l'on peut s'exprimer ainsi,
les deux éléments dont se compose cette atmosphère :
le chaud et le froid, presque sans humidité. Dès que
le temps est calme à Madrid, il fait chaud, même
au milieu de l'hiver. Le mois de janvier y est ordinairement très-beau ; mais, dès le mois de février,
les courants de l'air y sont souvent impétueux et
font durer l'hiver jusqu'à la fin de mai. Aux environs du solstice d'été, le temps est ordinairement
calme pendant un mois, les chaleurs sont alors excessives (jusqu'à trente-quatre degrés de Réamur);
mais ensuite l'agitation de l'air se manifeste de nouveau, et fait, avec la longueur des nuits, ordinairement fraîches dans les pays de montagnes, que les
chaleurs y sont très-supportables, même au milieu
du jour, dès le commencement d'août. L'automne,
le temps est souvent très-calme et très-beau.

Les masses des montagnes de Guadarama, couvertes de neige, peuvent être considérées comme
une cause permanente de froid qui agit puissamment sur l'air de tous les environs, et tend toujours
à en faire baisser la température. Plus on avance
vers la saison des chaleurs, plus le contraste devient
grand entre la température de l'atmosphère, ré-
chauffée par les rayons solaires, et celle de ce vaste
appareil réfrigérant; plus aussi leur influence alter-
native peut être marquée, sensible, dangereuse pour

les êtres vivants[1]. Il est possible que ce soit de là
que vient en partie l'augmentation des coliques vers

[1] *État de mouvement du service des fièvreux de l'hôpital militaire français à Madrid, avec indication du nombre proportionnel des malades atteints de la colique familière dans cette ville, pendant l'année 1824.*

DÉSIGNATION DES MOIS.	MALADES existant le 1er du mois.		ENTRÉS pendant le mois.	TRAITÉS DE LA COLIQUE DE MADRID ou existant dans l'hôpital AVEC CETTE MALADIE.	MORTS de la COLIQUE de MADRID.
	Fièvreux.	Galeux.			
Janvier...	359	16	277	14	1
Février...	395	22	203	13	1
Mars.......	296	y compris quelques galeux.	144	12	»
Avril......	230	»	240	15	2
Mai........	120	»	242	20	»
Juin	172	»	285	23	»
Juillet.....	y compris les malades existants.		559	64	2
Août.......	»	»	460	45	2
Septemb..	»	»	»	diminution considérable.	2
Octobre[1].	»	»	»	»	1
Novemb..	»	»	»	»	»

[1] En octobre la plupart des soldats firent effort pour aller joindre leur régiment, les troupes devant partir. En novembre il ne restait plus de ces malades que ceux à qui la colique avait laissé quelque suite difficile à guérir. Ils étaient en très-petit nombre.

Ce ne sont pas seulement les êtres vivants qui se ressentent de l'influence du climat de Madrid ; des substances inertes en éprouvent l'action d'une manière marquée. Les vins de la Manche, qu'on boit ordinairement dans cette ville, ont beaucoup de peine à s'y conserver plus d'un an. Les vins de la Vieille-Castille et du royaume de Léon, fort bons dans le pays où on les récolte, se gâtent dès qu'on leur fait passer les montagnes de Guadarama, en sorte qu'à Madrid, on a dû, pour cette raison, renoncer à leur usage.

la fin de juin; et peut-être augmenteraient-elles en nombre et en intensité, à mesure que la température atmosphérique s'éleverait, si l'action des masses réfrigérantes de Guadarama pouvait rester la même. Mais le soleil en triomphe, la neige se fond sur leur sommet, blanc jusqu'alors, et la chaleur *domine* seule. Est-ce à l'égalité comparative d'action atmosphérique qui s'établit à cette époque, qu'on doit attribuer la diminution des coliques de Madrid, déjà sensible (en 1824) au commencement du mois d'août? On pourrait penser que l'action des causes que j'admets, devrait se voir d'une manière plus évidente encore, à Grenade. Cette ville, située sur une hauteur, dans un climat chaud, a, dans son voisinage (à quatre ou cinq lieues), la *Sierra-Nebada*, la montagne de neige, sur laquelle, en effet, la neige se conserve toute l'année, où elle offre

Le vin de Bordeaux se décompose également lorsqu'on le transporte dans ce lieu élevé. Qu'on ne pense pas que ce soit parce qu'on le falsifie; je me suis plusieurs fois assuré que le climat seul est la cause de cette altération. Des draps fins apportés de France deviennent rudes au toucher lorsqu'ils sont à Madrid, surtout pendant le règne des vents aigres dont j'ai parlé; c'est tellement vrai, que beaucoup de marchands tendent dans leurs magasins, au devant de leurs rayons, des linges mouillés, pour empêcher leurs étoffes de perdre le moelleux qui appartient aux qualités supérieures. Enfin, il est prouvé que le fer lui-même subit d'une manière marquée cette modification de certains corps placés dans cette région. Tous les ouvriers s'accordent à dire que le même fer se travaille beaucoup mieux à Madrid que dans les autres villes d'Espagne, et que l'eau n'est pas la cause de cette différence. Ce fait m'a été assuré par un chef d'atelier de l'*armeria real* (muséum des armures antiques). Doit-on s'étonner ensuite que cette atmosphère éprouve les poitrines faibles, agisse sur les viscères abdominaux des étrangers, sur les yeux, les nerfs, etc., des personnes délicates, donne des douleurs rhumatismales opiniâtres, et entretienne les cicatrices dans un état de sensibilité habituelle?

le coup d'œil le plus extraordinaire pendant les fortes chaleurs. Si l'existence presque simultanée d'une chaleur et d'un froid intenses dans une atmosphère suffisait pour donner la colique à ceux qui le respirent, les habitants de Grenade sembleraient devoir éprouver, plus que d'autres, cette maladie.

Mais il faut observer que la moindre élévation de Grenade, ou son voisinage comparatif des eaux de la mer, sont des circonstances dont il faut tenir compte dans l'appréciation d'un phénomène dû à une combinaison de causes qui peuvent ne se trouver efficaces que dans le climat de Madrid. La sécheresse de l'air, le plus ou moins d'électricité qu'il contient, peuvent être des qualités non moins importantes à considérer que sa légèreté ou sa raréfaction, ses variations brusques, son agitation presque continuelle, etc. Ce qu'il y a de sûr, c'est que, sans parler des rhumatismes, les dévoiements et la dysenterie sont très-communs à Grenade. Le corps d'armée qui y passa en 1823, eut beaucoup à souffrir de ces deux maladies. Les régiments qui vinrent de ce corps devant Cadix nous donnèrent un plus grand nombre de ces malades à l'hôpital de Xérez, et ceux-là étaient plus gravement affectés que ceux que nous recevions, avec les mêmes maladies, des corps d'armée qui étaient venus par d'autres routes; car ces affections furent les plus remarquables parmi les troupes qui firent la campagne d'Andalousie. Nous établirons nous-même qu'il y a une grande différence entre la colique de Madrid et les autres maladies abdominales: cependant, cette différence ne doit pas empêcher de saisir des analogies comme celles qui existent naturellement entre des affections de la même cavité, produites sous l'action de causes aussi ressemblantes entre elles.

Appelés à soigner des Français dans notre hôpital, nous en vîmes un grand nombre, comme nous l'avons dit, éprouver cette maladie dans toute sa rigueur. Mais ils ne furent pas les seuls; plusieurs infirmiers espagnols, qui les servaient, l'eurent aussi violente, si elle ne fut pas aussi longue. Il est important de remarquer toutefois que tous ceux qui l'éprouvèrent étaient des provinces, et que la plupart n'habitaient Madrid que depuis un an, ou moins.

Leymon Diégo, âgé de vingt-six ans, d'Orihuela, dans le royaume de Murcie, était à Madrid depuis le mois d'août 1823. Il fut pris, à la fin de mars 1824, de la colique de Madrid, suivie de douleurs dans les membres dont il était presque encore perclus à la fin d'août. Cet homme était peu robuste.

Le garçon de la chambre de garde, âgé de vingt-neuf ans, plus fort, n'étant à Madrid que depuis le mois de février 1824, fut pris de la colique de Madrid au mois de juin. On le lui avait souvent prédit, en le voyant boire de l'eau-de-vie avec excès. La maladie fut chez lui violente. Il était d'Andalousie, et n'était jamais venu à Madrid.

Un infirmier des officiers fièvreux, âgé de trente-deux ans, l'eut en juillet avec la même intensité que le précédent. Il était des Asturies, avait voyagé en Espagne et en Portugal; mais, fixé à Madrid depuis huit ans (1816), il n'en était plus sorti et n'avait jamais éprouvé ce mal. Il ne sait pourquoi il en fut pris; mais on pourrait peut-être en trouver la cause dans la manière dont il vivait cette année. Cet homme faisait autrefois des travaux pénibles: attaché, depuis le mois de juin 1823, à la salle des officiers, il avait souvent des vivres en quantité et de nature différente; il pouvait manger plus que les années précédentes.

Je dois dire que ces deux malades furent plutôt rétablis que d'autres atteints au même degré; en cela ils m'étonnèrent jusqu'à un certain point.

L'infirmier-major de la salle des officiers, âgé de cinquante-sept ans, ayant longtemps séjourné en France, comme officier des troupes qui avaient suivi le parti du roi Joseph, n'était pas venu à Madrid depuis trente ans; il avait, depuis lors, habité Burgos. Se trouvant à Madrid depuis le 14 juillet 1823, il eut la colique dont nous parlons, mais légère, dans le mois d'août 1824.

Roque Isidro, âgé de trente-sept ans, infirmier, natif d'Estramadure, était à Madrid depuis le mois de février 1824. Il eut la colique au mois de juillet, pendant trois jours seulement, mais intense. Il avait de fortes douleurs dans le ventre, dans les testicules et dans les reins; il ne pouvait rendre que quelques gouttes d'urine, qui était comme sanguinolente. Il fut rétabli en trois jours, contre toute probabilité, pendant l'usage de lavements. Mais (ce qui n'arriva point aux autres Espagnols) il rechuta à la fin de septembre, et passa tout le mois d'octobre à l'hôpital, pour la même maladie, qui fut très-intense.

Guillaume Riébo, âgé de trente-deux ans, né à

la Seu-d'Urgel, arriva à Madrid au commencement de juin 1823, et fut dès lors attaché à l'hôpital comme infirmier. En juillet 1824, il fut pris de la colique de Madrid, qui fut très-intense, avec constipation et presque suppression d'urine, symptôme qui se soutint jusqu'à une époque assez avancée de la convalescence. La colique dura une quinzaine de jours, et parut abrégée par un purgatif; il n'eut pas de rechute. J'insiste pour faire remarquer que cet infirmier était attaché, comme plusieurs des précédents, à la salle des officiers fièvreux, où ils avaient des douceurs et souvent des vivres que les malades ne mangeaient pas.

Ces faits prouvent que l'air ou le séjour de Madrid est plus capable que celui des provinces, de produire ce mal. Toutefois, on peut dire que celui de beaucoup de contrées d'Espagne agit à peu près de la même manière, s'il ne donne pas lieu à des accidents aussi marqués. M. Robillard, officier du 13e de ligne, venant avec son régiment de Carthagène, au mois de juillet 1824, fut pris d'une colique semblable à celle de Madrid, mais beaucoup plus légère, à Chinchilla, qui est à plus de quarante lieues de la capitale. Cette indisposition augmenta un peu sans devenir plus forte, et l'obligea d'entrer à l'hôpital de Madrid, où il resta à peu près deux semaines. Il en sortit le 1er août, et alla de mieux en mieux. Mais, le 17 août, il fut pris de douleurs de ventre, beaucoup plus fortes qu'il n'en avait jamais eues. Les membres devinrent douloureux et engourdis. Il rentra le 22, perclus des membres supérieurs, et pouvant à peine ôter son bras de dessous la couverture, pour en faire tâter le pouls. Les membres inférieurs étaient le siége de douleurs assez vives, mais il pouvait marcher. Sa figure, qui, auparavant, offrait, comme sa taille, l'expression de la force, était tout à fait écoulée et presque méconnaissable; son pouls était très-fréquent.

Le traitement ordinaire et l'usage du lait lui procurèrent des évacuations alvines. Le 31, il avait le ventre libre; ses urines n'avaient jamais été altérées.

Le 4 septembre, je fis appliquer un vésicatoire sur la région cervicale, pour remédier à l'impotence des bras, le malade se trouvant mieux du reste.

Le 10, les bras paraissaient mieux. Le 17, le pouls perdait de sa fréquence; la figure était bonne et reprenait chaque jour. Les bras étaient plus libres dans leurs mouvements, au dire du malade.

Au commencement d'octobre, obligé, par une indisposition, de suspendre mon service, je le laissai, se disposant à partir pour rentrer en France, avec les membres supérieurs aussi faibles que lors de sa seconde entrée à l'hôpital. C'est un des malades que j'ai vus se faire le plus illusion sur leur état. Il est probable que, s'il ne se fût pas arrêté à Madrid, ou que s'il n'y fût demeuré que peu de jours, ces coliques se seraient dissipées sans offrir aucune gravité.

M. C......., âgé de cinquante et un ans, directeur de l'hôpital de Badajoz depuis le mois de décembre 1823, ayant toujours joui d'une bonne santé (avec de l'embonpoint), quoiqu'il fût peu modéré dans ses plaisirs, tomba malade à Badajoz, au commencement de juillet 1824. Il eut une gastro-entérite, avec de fortes douleurs de ventre, une constipation opiniâtre, des urines rouges (sans qu'elles eussent diminué de quantité), et de fortes douleurs dans les quatre membres, ensemble de symptômes qui faisaient ressembler sa maladie à la colique de Madrid.

Au 1er septembre, il était convalescent, mais il faisait des excès de boisson et de coït. Le 17, il se leva, dit-il, dans la nuit, pour uriner, et fut frappé par le froid, sa croisée étant ouverte. Le lendemain, il était paralysé des bras et des jambes. La paralysie des extrémités inférieures commença à se dissiper à la fin de novembre, époque à laquelle il arriva à Madrid, par un très-beau temps. Celle des bras persistait encore, et était complète, avec quelques douleurs, surtout le soir.

Ne voulant pas, à cause de la saison, continuer sa route pour rentrer en France, il s'arrêta à Madrid, quoique je l'eusse averti de ce qu'il avait à craindre du climat; il fut assez bien pendant le mois de décembre (le temps était calme et très-beau). Il se levait pour se promener dans l'hôpital; mais il ne pouvait, en aucune manière, se servir de ses bras, qui étaient en outre douloureux au toucher. La langue était belle, les fonctions digestives en bon état; mais le pouls, habituellement plein, vif, fréquent (quatre-vingt-dix pulsations par minute), s'exaspérait encore pour peu que le malade bût ou mangeât au-dessus de ce que comportait sa situation.

Au commencement de janvier, le beau temps l'engagea à aller en cabriolet à une demi-lieue (à Carabanchelle), où il ne s'observa peut-être pas assez, en dînant avec des amis. Vers le 8, soit pour ce motif, ou parce que le temps qui allait changer influât sur lui, son mal se ranima : il eut de violentes coliques qui lui arrachaient des larmes ; la constipation était opiniâtre ; les urines, devenues très-rouges, étaient presque supprimées ; les douleurs des bras et des mains augmentèrent, les membres inférieurs en furent repris avec force ; sa maladie eut, plus que jamais, c'est-à-dire tout à fait, les caractères de la colique de Madrid, une douleur étant souvent fixée à l'épigastre, avec vomissements et agitation plus considérable du pouls (il tomba à plusieurs reprises de la neige qui se fondait bientôt). A la fin de janvier 1825, le temps étant devenu moins variable, le malade revint presqu'à l'état où il était le mois précédent, décidé à partir à la première occasion, quoiqu'il ne quittât pas le lit. Il partit le 5 février.

M. C........ se rappelait avoir vu à Badajoz deux officiers français atteints de la même maladie. Chez eux la paralysie des bras (qui étaient plus affectés que les jambes) se dissipa au bout de deux mois. Je dois mentionner ici un genre de faiblesse des extrémités inférieures qui, sans avoir été précédée de coliques, peut se rapprocher, jusqu'à un certain point, de la maladie dont nous parlons, et que le climat des provinces a paru produire, moins il est vrai, que celui de Madrid.

Un ouvrier d'administration, âgé de trente-cinq ans, employé à faire la cuisine chez l'intendant militaire à Carthagène, fut pris, sans indisposition précédente, d'une faiblesse, avec douleur dans les extrémités inférieures, dont il était perclus avant son arrivée à Madrid, qui eut lieu au mois de juillet.

Au commencement d'octobre, il était encore à l'hôpital de cette ville, et je ne voyais pas de terme à sa
maladie. Deux moxa, appliqués sur les côtés de la
colonne vertébrale, n'avaient produit aucun changement.

Lorsque je faisais le service de l'hôpital de Xérez,
j'entendais tous les convalescents se plaindre fortement de la faiblesse des jambes, avec douleur, ce
qui les empêchait de marcher. Cette suite de leurs
maladies était beaucoup plus marquée que dans nos
climats. Je croyais, et je crois encore, qu'elle dépen-
dait de l'action de la fraîcheur des nuits, dans des
salles très-ventilées, dont les ouvertures n'étaient
fermées que très-incomplétement par des espèces
de nattes de jonc assez claires. A Madrid j'eus occasion d'observer des faits de cette nature beaucoup
plus remarquables.

Un officier d'infanterie, blond et d'une apparence
de santé, âgé de trente ans environ, passa tout
l'hiver et une partie du printemps au lit (il y était
depuis l'automne), perclus des extrémités inférieures beaucoup plus que des bras, sans avoir
éprouvé de symptômes précurseurs. Un traitement
anti-syphilitique par la liqueur et les sudorifiques,
que quelques soupçons engagèrent à mettre en
usage, fut sans effet. Il ne fut capable de se promener qu'au milieu du printemps, et partit pour
retourner en France, ayant, du reste, un air de
santé.

Un garde-du-corps, âgé de vingt-cinq ans environ, ayant la figure animée de vives couleurs,
avait toujours été bien portant : il fut perclus des

extrémités inférieures une partie de l'hiver, sans avoir rien qui ressemblât à un rhumatisme, non plus que le précédent. Lorsqu'il put se lever, je le rencontrais quelquefois à la promenade, où il exerçait ses forces, pour hâter leur retour : en marchant, il jetait alternativement son corps à droite et à gauche, comme les personnes qui sont boiteuses du bas des reins. Il partit pour Bayonne avant son entier rétablissement, qui aurait pu être fort tardif à Madrid. J'ai vu trois ou quatre cas analogues.

Un de ses camarades, âgé de trente-neuf à quarante ans, qui avait été un an malade à l'hôpital des gardes-du-corps, à Paris, d'une affection générale qu'on croyait de nature syphilitique, entra à l'hôpital de Madrid avec un léger malaise habituel à l'épigastre, et perclus des quatre membres. Je remarquai chez lui, *pour la première fois,* un grand affaiblissement de la vue (avec surdité), que Luzuriaga dit assez ordinaire aux paralytiques par la colique de Madrid. Lorsque les gardes-du-corps retournèrent en France, il partit avec eux, à ma sollicitation, pour aller prendre les eaux, mais surtout pour changer d'air. Il pouvait à peine mettre un pied devant l'autre à l'aide de béquilles.

Ces affections étaient, à mes yeux, l'effet du climat qui agissait sur la moelle vertébrale ou sur les nerfs qui en partent, comme nous verrons plus tard qu'il affectait le grand sympathique dans la colique avec constipation. Son action se manifestait de bien des manières ; il donnait des douleurs à ceux qui n'en avaient jamais eu, renouvelait celles qui étaient assoupies depuis longtemps : nous avons vu d'anciennes cicatrices, qui n'avaient rien fait éprouver de toute la campagne à ceux qui les portaient, se gonfler avec douleur et se rouvrir à Madrid pendant l'hiver de 1824. Tant il est vrai qu'il est de la plus haute importance en médecine d'étudier l'influence de l'air, des eaux et des lieux, comme HIPPOCRATE en a donné l'exemple.

CHAPITRE III.

HISTOIRES PARTICULIÈRES ET AUTOPSIES CADAVÉRIQUES.

Bien qu'on puisse avoir, par ce que j'en ai dit jusqu'à présent, une juste idée des phénomènes de la colique de Madrid, je rapporterai d'abord un exemple de guérison de cette maladie qui m'a paru digne d'être cité, parce que cette affection fut beaucoup moins opiniàtre qu'on ne devait le craindre, eu égard à la constitution du sujet, et parce que ce fait est raconté par le malade lui-même, en termes qui peuvent peindre les sensations que ce mal fait éprouver. S'il ne s'agit plus pour nous du danger de cette cruelle affection, nous ne devons pas moins l'étudier comme objet scientifique ; car il faut convenir qu'elle est bien remarquable par sa nature, par ses symptômes et ses suites.

A. OBSERVATION. *Colique de Madrid guérie rapidement après l'emploi des antiphlogistiques, dont fut atteint Torally (Charles − Auguste), chirurgien sous − aide à l'hôpital de Madrid.*

« M. Torally, âgé de vingt-huit ans, d'une taille

élevée, d'un tempérament, sanguin et nerveux , était d'une très-forte constitution, sans avoir d'embonpoint.

« Le 13 de ce mois (août 1824) , je ressentis, le matin, en me levant, le besoin d'aller à la selle, qui se renouvela après mon arrivée à l'hôpital, et fut alors accompagné de quelques légères coliques. Cette dernière fois, les matières fécales étaient assez délayées et liquides, ce qui m'aurait plutôt fait craindre une diarrhée que la maladie dont je fus atteint. Il est nécessaire d'observer que j'urinai peu pendant ces deux évacuations. Déjà, depuis quelques jours, je me portais moins bien qu'à l'ordinaire; les digestions étaient un peu plus pénibles, les urines colorées; ma santé vacillait.

« Les coliques que j'avais éprouvées ne cessèrent pas, elles allèrent plutôt en augmentant. Je fis cependant mon service et me retirai chez moi immédiatement après. Je me couchai et me couvris beaucoup, car je sentais l'impression d'un froid incommode. Je suai dans cet état de toutes les parties du corps, et cette sueur diminua un peu l'intensité des coliques. J'étais décoloré, abattu, éprouvant du malaise dans tous les membres. Mon pouls était plein, dur et assez vif; je sentais des pulsations à la région épigastrique, la respiration était gênée et courte, par l'effet de la douleur; car tout répondait à la région ombilicale où elle se faisait sentir. Borborygmes, soif peu vive; je bus cependant deux ou trois verres d'eau sucrée chaude; peu de douleur à la tête; je changeais souvent de position pour trouver un peu de soulagement. La langue, blanchâtre depuis sa base jusqu'à sa pointe, même au pourtour, était chargée d'un mucus tirant sur le jaune, assez épais; à peine la pointe présentait-elle un peu de rougeur. Bouche pâteuse, dents gluantes. Je passai la journée dans cet état. Je dormis quelque peu, mais d'un sommeil très-agité. Enfin, la nuit arriva; j'espérais reposer; mais mon attente fut trompée, car mes douleurs et mon malaise augmentèrent d'intensité, et l'insomnie fut complète. Vers les trois heures et demie du matin, je résolus, croyant reconnaître à la série de symptômes ci-dessus mentionnés que j'étais atteint de la colique de Madrid; je résolus, dis-je, de partir pour l'hôpital, décidé à employer de suite les moyens convenables pour me soulager.

« En arrivant, je me fis donner un lavement purgatif, en attendant la visite du médecin. Ce lavement ne produisit aucun effet salutaire; les douleurs augmentèrent. A la visite du 14 au matin, le pouls était serré, petit, dur, la face décolorée, la peau halitueuse (j'eus, depuis l'invasion, des sueurs qui continuèrent pendant les plus fortes douleurs), la respiration précipitée, par l'état de souffrance horrible dans lequel j'étais; la région abdominale était un peu plus chaude que le reste de l'habitude du corps; des douleurs déchirantes, ayant leur siége à la région ombilicale, se contournaient quelquefois et gagnaient la région des reins. Ces douleurs étaient tellement vives, que je me tortillais sur mon lit, m'agitais, me découvrais, me levais, criais, sans avoir le moindre relâche; j'éprouvais un sentiment de pesanteur et de resserrement à la région épigastrique, enfin, j'étais

dans un état d'angoisse horrible. Ni les urines, ni
les selles n'avaient reparu. On prescrivit une saignée
de quatorze onces, deux bains, des fomentations
émollientes sur l'abdomen, de l'eau de tilleul édul-
corée, deux potions gommeuses et deux lavements
émollients avec ℨiij de miel.

« La saignée n'apporta aucun soulagement; on me
transporta au bain immédiatement après. Je m'y
trouvai un peu soulagé, mais ce soulagement ne fut
que momentané; les douleurs reparurent quelques
heures après avec autant d'intensité. Second bain,
nouvelle diminution des symptômes, qui ne fut
encore que de peu de durée. A la visite du soir, les
douleurs étant encore aussi vives que le matin, on
m'appliqua soixante sangsues sur la région ombilicale;
autre bain après leur chute, puis fomentations émollientes. Pendant la piqûre des sangsues, je fus soulagé; mais les douleurs reparurent bientôt après;
vers les huit heures du soir, elles avaient repris la
même vigueur que le matin. Je fis appeler le médecin, qui m'ordonna une potion gommeuse avec
quatre grains d'extrait gommeux d'opium et un
demi-lavement avec demi-gros de laudanum liquide.
Cette potion me soulagea beaucoup, et les douleurs
ayant reparu dans le courant de la nuit, j'en pris
une autre avec deux grains, qui acheva de me calmer; les douleurs cessèrent presque totalement; je
ne dormis pas, mais je fus assez tranquille.

« Le 15, à la visite du matin, le mieux continuait,
cependant j'avais éprouvé quelques légères douleurs.
Même prescription (moins la saignée et les sangsues);
seulement les deux potions gommeuses furent ad-

ministrées avec deux grains d'opium chacune. Le mieux se soutint jusque vers midi; alors les douleurs revinrent de nouveau et même plus fortes que la première fois. J'éprouvais un sentiment pénible à la région de la vessie, qui était douloureuse au toucher, ainsi que l'abdomen; les urines n'avaient pas reparu, j'étais sur le point de me faire sonder.

« À la visite du soir, on me fit appliquer soixante sangsues sur la région des reins. On me donna un bain et une potion anodyne, avec deux grains d'opium. Le bain apporta du soulagement, ainsi que la potion anodyne; les douleurs se calmèrent. Je passai la nuit assez bien, sans dormir, et un peu agité.

« Le 16, à la visite du matin, même état de calme. Même prescription, moins les sangsues. La journée se passa assez bien; cependant j'eus encore des douleurs, même assez fortes, qui se calmèrent par l'emploi de la potion. Nuit calme sans sommeil.

« Le 17, ni les urines, ni les selles n'avaient reparu; l'état général était assez bon, apyrexie complète. Même prescription, moins l'opium, et de plus un liniment anodyn. La journée se passa bien. Il y eut quelques légères coliques qui furent calmées par l'emploi de la potion. Le même état continua jusqu'au 18.

« Enfin, dans la journée du 18, je rendis quelques matières fécales avec le lavement, et il s'écoula quelques gouttes d'une urine rouge, épaisse, sédimenteuse, odorante.

« Le 19, espèce de diarrhée, car j'eus dix selles

toutes liquides. Le caractère de l'urine changea peu à peu, les selles se rétablirent. Le 20, j'étais convalescent. Alors on me prescrivit un peu de crême de riz, qui fut bien digérée. La convalescence continua sans être troublée par aucun accident; enfin, le 24, j'étais déjà en santé, un peu faible, mais parfaitement bien; les urines et les selles étaient comme dans l'état naturel. »

Faut-il attribuer à l'activité du traitement antiphlogistique, la prompte guérison d'une maladie qui avait débuté avec tant de violence, et faut-il conclure de ce fait que la saignée, employée dès le principe, serait généralement utile dans la colique de Madrid? Je ne le crois que jusqu'à un certain point. Nous avions affaire ici à un homme très-fort; son mal s'était annoncé avec intensité; nous avions pu lui donner des soins dès le principe. Son pouls comportait dès lors la saignée, nous dirons même qu'elle était impérieusement exigée. Mais autant il était rationnel de la pratiquer dans ces conditions, autant il le serait peu d'en faire usage dans d'autres; lorsqu'on a à traiter des sujets moins forts, par exemple, lorsque le mal débute lentement, et qu'il imprime au pouls des caractères différents. Alors les saignées locales, par des sangsues, semblent devoir être employées en premier lieu; et, si le succès n'est presque jamais aussi prompt, il faut moins en accuser le traitement que le génie d'un mal opiniâtre par sa nature.

Je vais rapporter l'histoire de la maladie d'un homme plus grand et plus fort que le précédent, chez lequel les symptômes de la colique de Madrid furent très-distincts. La marche de cette affection fut promptement funeste dans les derniers temps.

B. « Castellan (Paul), âgé de trente-quatre ans, d'une forte constitution [1], natif de Draguignan, commis aux écritures à l'hôpital de Madrid, se plaint, dans le mois de juin 1824, d'une lassitude générale et d'un dégoût insurmontable pour les aliments, dont la seule vue lui cause des nausées. La langue est large et blanchâtre, l'haleine fétide; les traits de la figure expriment le chagrin; il n'a ni fièvre, ni mal de tête. Croyant qu'un émétique peut le débarrasser de son mal, il prend quinze grains d'ipécacuanha, sans en éprouver de soulagement. Quelques jours après, il a recours à une solution de crême de tartre; il a des selles et se croit mieux. Persuadé qu'il n'a plus qu'à reprendre des forces, il fait usage, contre son habitude et sans l'avis de son médecin, de bon vin et de quelque liqueur spiritueuse.

« Après avoir été, pendant assez longtemps, dans cet état, il est atteint, le 18 juillet, d'une douleur très-vive dans l'abdomen. Toute la superficie de son corps est jaunâtre; il n'a pas de selles depuis trois jours, les urines sont safranées; la langue est naturelle; il n'éprouve ni soif, ni chaleur; il n'existe aucun trouble dans la circulation.

---

[1] Observation communiquée par M. ANTONINI, médecin adjoint, dont le zèle éclairé nous a fourni plusieurs des faits détaillés qui nous restent à mentionner.

Telle était la note que j'avais jointe au titre de cette observation lorsque je rédigeai ce mémoire. J'ai appris avec plaisir, en 1837, que M. ANTONINI venait d'être nommé médecin principal à Alger, où il était depuis 1830.

« On lui appliqua soixante sangsues sur l'abdomen, et la douleur paraît s'apaiser pendant trois jours, pour reparaître plus vive dans la région lombaire; les urines sont alors peu abondantes et rendues avec difficulté.

« Soixante sangsues sur le lieu de la douleur lui procurent un soulagement sensible; il peut dormir quelques heures dans la nuit; le ventre devient libre, moyennant quelques lavements émollients, l'appétit revient et le malade commence à se promener.

« Tout fait croire à sa guérison, lorsque, dans la nuit du 5 ou 6 août, il est pris tout à coup d'une douleur très-vive dans les testicules, sans aucun des autres phénomènes morbifiques, si ce n'est la couleur jaune de la peau, qu'il avait toujours conservée. Les fomentations émollientes et les cataplasmes n'ayant rien produit, on lui prescrit une potion avec deux grains de belladone et un grain d'opium, à prendre par intervalles; la nuit est tranquille. Mais le lendemain, à onze heures, la même douleur reparaît; l'usage de la même potion, portée jusqu'à six grains d'extrait de belladone et deux grains d'opium, fait tout disparaître, et l'on conçoit de nouveau l'espoir d'une entière guérison.

« Le 15 au soir, M. Antonini engage le malade à cesser l'usage de sa potion, affaiblie déjà de moitié et donnée seulement pendant la nuit.

« Mais, vers les onze heures du soir, croyant qu'il ne dormirait pas, le malade se lève de son lit pour prendre sa potion ordinaire, et on ne sait par quel hasard il boit la moitié d'une bouteille d'encre, de

13

la capacité de six onces environ. Il remarque la différence du goût, sans s'en rendre raison ; la nuit est très-agitée, et, le matin, s'apercevant de son erreur, il se croit empoisonné, sans éprouver aucun symptôme d'empoisonnement. En vain son médecin cherche à calmer son agitation morale ; quelques heures après, le délire commence et le malade est transporté le soir à l'hôpital.

« Une application de quarante sangsues sur le trajet des jugulaires, et de la glace sur la tête, continuée pendant deux jours, à de longs intervalles, font disparaître le délire. Mais le malade éprouve, quelques jours après, un sentiment douloureux dans l'abdomen, et la constipation devient encore opiniâtre. L'usage de quelques bains, les lavements émollients semblent le soulager, lorsque, ennuyé peut-être des instances qu'on faisait pour l'engager à rentrer en France, il se décide à aller à une demi-lieue, au village de Carabanchel, sous prétexte de changer d'air.

« Les personnes qui furent le voir pendant les six jours qu'il y resta, firent quelquefois avec lui des promenades assez longues ; mais elles observèrent qu'il était extrêmement sensible aux moindres variations atmosphériques, qui influaient sur ses douleurs, ou sur son mal et sur ses forces, d'une manière remarquable.

« Le 12 septembre, ses douleurs ayant beaucoup augmenté, il fut obligé de revenir à Madrid et de rentrer à l'hôpital ; ce jour même, il prit un bain.

« Dans la nuit, il fut atteint tout à coup d'une paralysie générale, et ses souffrances disparurent entièrement. Un vésicatoire à la région lombaire, et des liniments éthérés, furent prescrits sans succès. La voix s'affaiblit, la poitrine s'embarrassa, le délire survint, et, le 28 septembre, jour de sa mort, il était dans un état d'insensibilité et d'immobilité complètes.

« On ne put faire l'autopsie du cadavre. »

Cet homme eut la tête montée dès le commencement de sa maladie, et cette disposition ne contribua pas peu, je crois, à en favoriser les progrès. Placé d'abord dans mon service, il en sortit précipitamment parce que je lui proposai l'application de deux ou d'un moxa sur la région des lombes. M. Antonini le soigna en ville et le reçut dans ses salles à sa rentrée à l'hôpital.

Chez ce malade, la douleur des testicules fut des plus violentes ; c'est peut-être pour ce motif que les autres douleurs ne se firent pas sentir en même temps ; car souvent, comme nous l'avons dit, celle-ci coïncide avec celles du ventre. Il est remarquable que des organes aussi délicats que les testicules, dont la moindre irritation détermine le gonflement, puissent être quelquefois le siége de douleurs insupportables, sans augmenter de volume. Il semble qu'alors l'irritation est, par sa nature, différente de celle qui produit l'inflammation ou en résulte ; or, nous verrons plus loin que l'ensemble des symptômes conduit à regarder la douleur de la colique de Madrid comme essentiellement nerveuse.

L'influence des variations atmosphériques (en froid, en chaud, ou d'un air plus ou moins chargé d'électricité) sur ce malade, n'a rien qui doive nous surprendre, si nous nous rappelons ce que nous avons dit de M. Dourlan (p. 428), et que le malade dont nous parlons, après avoir eu le système nerveux abdominal fortement affecté, était à la veille d'être paralysé des quatre membres, ce qui suppose une lésion déjà existante du système nerveux des mouvements volontaires ou de la vie de relation. La cessation des souffrances au moment où la paralysie se confirme est ici bien évidente et rappelle ce que nous avons déjà dit.

L'observation suivante, recueillie en 1823, me paraît devoir être consignée ici; elle a été rédigée par M. Pascal, médecin ordinaire:

« *C.* Perrier (Jean-François), âgé de vingt-six ans, né à Chatelet (département d'Eure-et-Loire), soldat au train d'artillerie de la garde royale, d'une bonne constitution et d'un tempérament nerveux, entra à l'hôpital militaire de Madrid le 30 juillet 1823, éprouvant dans le ventre de légères douleurs qu'il ne pouvait attribuer à aucun excès, ni à aucune cause particulière. Un régime adoucissant, continué pendant quelques jours, suffit pour le rétablir. Dix jours après, le mal revint avec une nouvelle intensité et avec les caractères que nous avons déjà fait connaître, c'est-à-dire, la constipation, la dysurie et des envies inutiles de vomir.

« Vingt sangsues à l'anus, diète, boissons délayantes, cataplasmes sur l'abdomen. Aucune amélioration ne se faisant remarquer, on réitère l'application des sangsues sur l'abdomen, et on donne deux lavements opiacés.

« Augmentation des douleurs. Trois grains d'émétique en lavage, et après leur effet, une forte potion purgative composée avec l'aloës, le séné, le jalap. Aucun de ces moyens ne produit le relâchement du ventre, ni l'amélioration qu'on attendait.

« Des liniments, des frictions sur le ventre, des vésicatoires aux cuisses ne peuvent diminuer les douleurs abdominales.

« Le 16 août (sixième jour de la rechute), une fluxion se manifeste au nez et aux deux yeux, une double ophthalmie se caractérise, avec gonflement œdémateux des paupières ; et peu d'heures après, les coliques, les tiraillements affreux qui se faisaient sentir diminuent, disparaissent, pour revenir le 31 août, lorsque la fluxion des yeux est entièrement guérie. Une potion avec cinq grains d'opium les calme imparfaitement.

« Le 2 septembre, trois grains d'émétique, dans un litre d'eau d'orge produisent quelques vomissements et quelques selles. Cessation de toute espèce de douleur, mais faiblesse plus considérable. On donne quelques aliments légers. La faiblesse dégénère en paralysie générale des quatre membres. L'amaigrissement fait des progrès, la voix s'affaiblit et le malade meurt le 13 septembre 1823, dans une espèce de désespoir.

« *Examen du cadavre.* L'encéphale ne présente rien de particulier.

« Le poumon gauche offre quelques tubercules calculeux à sa racine et au bord antérieur.

« Le tissu du cœur est fauve, mais les parois de ses cavités intérieures sont couleur de *lie-de-vin.*

« L'estomac est comme dans l'état naturel. L'intestin grêle présente des rétrécissements. Les parties rétrécies n'offrent, du côté de la cavité digestive, aucune trace d'inflammation. On rencontre dans l'iléon un ver lombric d'un pied de longueur. Dans toute la partie qu'il occupe, la surface de l'intestin est rouge. Le mésentère contient quelques ganglions lymphatiques peu volumineux. Les autres organes paraissent comme dans l'état naturel. (On ne mentionne pas les reins.)

« Le cordon rachidien et les ganglions splanchniques ne sont pas examinés. »

A l'époque où cet homme fut reçu à l'hôpital de Madrid, on ne pouvait y avoir encore vu beaucoup de malades atteints de cette affection (les Français entrèrent à Madrid, comme on sait, le 24 mai 1832). On espérait quelque succès de l'emploi des évacuants et des révulsifs, pour en arrêter la marche. On le voit ici sans avantage. Il paraît même que la première fois qu'on y eut recours, trois grains d'émétique, puis un drastique, ne procurèrent ni vomissements, ni selles. Le 2 septembre, l'émétique produisit des évacuations, mais le mal augmenta rapidement, et le malade mourut le 13.

La disparition de la douleur de ventre lorsqu'une fluxion s'établit sur le nez et les yeux, et son retour lorsque l'ophthalmie guérit, sont à noter dans l'histoire de cette maladie. Il faut remarquer que ce phénomène a lieu le 16 août, sixième jour de la récidive du mal, c'est-à-dire, lorsqu'il était encore dans son principe ; car plus tard et lorsqu'il a été violent, il paraîtrait difficile qu'une congestion aussi faible sur le nez et les yeux, pût faire cesser une irritation abdominale que nous verrons bientôt accompagnée d'affection du tissu des nerfs eux-mêmes. Il semble qu'il n'y ait alors que la paralysie des membres qui puisse produire cette espèce de calme, ou en être suivie.

Parmi les observations recueillies par M. PASCAL, je passe sous silence celle relative à un nommé le Baron. Elle offre un exemple de la colique de Madrid succédant à un catarrhe pulmonaire et suivie d'anasarque. J'en viens à celle qui se trouve placée immédiatement après, et où l'on voit plusieurs récidives de la maladie qui nous occupe, accompagnées enfin de paralysie générale. L'autopsie ajoute à son intérêt.

« *D.* Honzé (Benoît), garçon de pharmacie, puis infirmier major de l'hôpital, né à Orléans, âgé de quarante-huit ans, d'une bonne constitution, mais affaibli par une longue route et les fatigues de sa profession, se plaignit, au mois d'août 1823, de douleurs vagues dans l'abdomen, qui disparurent par le seul secours de quelques lavements émollients.

« Au bout de quelques semaines, l'entéralgie se renouvela, et il entra à l'hôpital de Madrid, où il prit des bains, des lavements purgatifs, des potions purgatives, etc. Il sortit imparfaitement rétabli après un mois et demi de séjour dans cet établissement.

« Il y passa les mois d'octobre et de novembre pour la même maladie. Les narcotiques furent administrés et procurèrent du soulagement avec les lavements et les bains. Il sortit le 10 décembre, malgré la défense qu'on lui en avait faite, et rentra à l'hôpital le 13, beaucoup plus malade; l'amaigrissement était déjà considérable.

« On applique huit ventouses scarifiées sur l'abdomen; on emploie les narcotiques à l'intérieur (à la dose de cinq grains d'extrait gommeux d'opium) et à l'extérieur.

« Les forces diminuent; les douleurs s'exaspèrent le soir, avec cuisson dans l'urètre et un ténesme insupportable. L'extrait gommeux d'opium, porté jusqu'à la dose de douze grains, avec les lavements opiacés et les cataplasmes laudanisés, calment momentanément les douleurs. On y joint les purgatifs en potions et en lavements. Leur effet est toujours extrêmement précaire; ils ne produisent qu'une selle ou deux. Il y a des vomissements. Une douleur très-vive et profonde se fait sentir à la région lombaire.

« Au commencement de janvier, des douleurs extraordinaires se manifestent dans tout le corps, puis le malade passe tout à coup dans un état opposé, les douleurs de l'abdomen se calment. Mais les membres sont d'une faiblesse extrême: on donne au malade des béquilles, dont il ne peut faire usage. Au commencement de février, il est évidemment paralytique des quatre membres. Bientôt la voix s'affaiblit. Il se manifeste une céphalalgie opiniâtre, avec assoupissement, rêvasseries continuelles, délire qu'on attribue à un peu d'eau-de-vie qu'un étranger avait donnée au malade. On applique, à deux reprises, vingt sangsues autour du cou. Des moyens accessoires semblent seconder ces applications et rappeler deux fois le malade à la vie. Il se soutient jusqu'au 2 avril, et meurt après trois jours d'agonie.

« *Examen du cadavre.* Amaigrissement remarquable, le système musculaire est pâle et atrophié.

L'encéphale est injecté. Les ventricules latéraux contiennent près de deux onces de sérosité. On ne trouve rien de notable relativement à la consistance de l'encéphale.

« Le sac de l'arachnoïde spinale contient une très-petite quantité de sérosité. Le tissu du cordon rachidien paraît plus consistant qu'à l'ordinaire.

« Les poumons et le cœur ne présentent rien de particulier.

« L'estomac offre quelques rougeurs, ainsi que l'intestin grêle; mais elles sont très-peu étendues et d'une couleur peu foncée. Les gros intestins sont comme dans l'état sain. Les reins sont injectés. La vessie, contractée et très-épaisse dans ses parois, présente quelques points rosés à l'intérieur.

« Dans l'idée que la colique de Madrid doit avoir son siége dans le système nerveux plutôt que dans toute autre partie, j'examinai quelques ganglions lombaires du grand sympathique que je trouvai grossis, d'un tissu jaunâtre et mou.

« Croyant trouver quelque trace d'altération dans les nerfs de l'épaule, je disséquai le nerf circonflexe, depuis son origine au plexus brachial jusqu'à sa terminaison dans le deltoïde qui paraissait le muscle le plus affecté ; je ne trouvai aucune trace de lésion.

« Je n'ai fait attention à toute la légèreté de mes recherches sur le système nerveux ganglionnaire du cadavre d'Honzé, que lorsqu'il n'était plus possible d'y remédier. Mais je n'en demeurai pas moins convaincu que c'était dans ce tissu qu'était le véritable siége de la maladie. L'occasion de m'en convaincre ne tarda pas à se présenter. »

J'avais depuis longtemps la même opinion sur le siége de cette maladie, j'en ai toujours fait la base de ma pratique, dès que j'ai eu occasion de l'observer, sans espérer pouvoir me fonder sur des preuves matérielles, positives. Si le résultat des dissections qu'on va lire se confirme, cette manière de voir ne pourrait plus être contestée. Il en résulterait plus d'unité dans le mode d'envisager la colique de Madrid, qui a varié jusqu'à présent comme les théories médicales, ou la tournure d'esprit des médecins qui se sont occupés de cette affection.

E. On se rappelle ce que j'ai dit (p. 423) d'Homberger, qui mourut paralysé des quatre membres, à la suite de la colique de Madrid. Voici le résultat de l'ouverture de son cadavre :

« L'extérieur du corps ne présente point de sugillations.

« *Tête :* Enveloppes de l'encéphale injectées. Parenchyme du cerveau et du cervelet, conservant sa couleur et sa consistance naturelles. Collection d'une petite quantité de sérosité dans les ventricules latéraux.

« *Rachys :* Le cordon rachydien est injecté extérieurement et paraît avoir plus de consistance qu'à l'ordinaire.

« *Thorax :* Les poumons sont gorgés de sang et

d'une sérosité écumeuse. Ils ne présentent aucune autre trace d'inflammation. Le cœur est injecté dans son tissu. La membrane qui recouvre ses cavités intérieures est rouge et ne change pas de couleur par les ablutions d'eau froide.

« *Abdomen* : L'estomac contient quelques aliments liquides. Il est fauve dans toute l'étendue de sa surface intérieure. Le duodénum est rosé dans sa partie moyenne, correspondant à la tête du pancréas qui est injecté. Le jejunum et l'iléon ne présentent aucune espèce d'altération ; de calibre ordinaire dans la plus grande partie de leur étendue, ils sont rétrécis, comme contractés dans quelques points. (J'ajouterai que des matières bilieuses d'un vert foncé, liquides et écumeuses, se trouvaient çà et là dans l'intestin grêle. Ses parois paraissaient en quelques endroits pénétrées par les matières bilieuses et en avaient pris la couleur, visible à l'extérieur. Les parois intestinales semblaient là plus molles qu'ailleurs, sans avoir pour cela moins de résistance ou de force de tissu.)

« Le cœcum, le colon et le rectum sont comme dans l'état naturel et contiennent quelques matières fécales solides.

« La rate est couleur lie-de-vin et offre à sa partie antérieure un écusson blanchâtre et fragile, résultat de l'altération de son enveloppe cellulo-fibreuse.

« Le foie est dans l'état normal. La vésicule biliaire est remplie de bile.

« Les reins sont injectés, leur tissu est d'un rouge foncé. Les calices, le bassinet, l'infundibulum, l'urètre sont blancs comme dans l'état normal.

« La vessie est contractée et vide, avec épaississe-
ment considérable de ses parois, et quelques points
rouges à sa surface interne.

« Les capsules surrénales sont remplies d'un fluide
jaunâtre.

Système des nerfs ganglionnaires. — « *Dans l'abdomen,* le ganglion surrénal droit est blanchâtre
dans son milieu, rosé à sa périphérie. Le ganglion
surrénal gauche présente alternativement des stries
blanchâtres et des stries rosées. Plusieurs petits ganglions qui entourent les précédents et embrassent
l'origine du tronc cœliaque, sont rouges avec des
points jaunâtres dans leur milieu. Tous les ganglions
nerveux, placés le long des vertèbres lombaires sont
rouges jaunâtres.

« Les plexus ne présentent rien de particulier.

« *Au thorax,* tous les ganglions nerveux placés sur
les côtés des vertèbres sont rougeâtres, et quelques-
uns présentent des points jaunâtres. Il y en a de
durs et comme cartilagineux.

« *Au cou,* les ganglions nerveux sont tous plus
gros qu'à l'ordinaire et rougeâtres.

« *Aorte abdominale :* Près de l'origine du tronc
cœliaque, ses parois présentent extérieurement deux
légères extravasations sanguines et ecchymosées. La
membrane interne de l'aorte est gercée en travers,
et se détache avec une grande facilité sous la forme
d'une pellicule fine et blanchâtre.

« Les ganglions nerveux des trous de conjugaison
n'ont pas été examinés. »

J'ai sous les yeux quatre autres observations, plus
détaillées encore, de coliques de Madrid, terminées

par la mort et suivies du rapport de l'examen des cadavres. Leur exposé pouvant devenir trop long et fatigant pour le lecteur, je me bornerai à les indiquer, sans parler du traitement, que l'on connaît par ce que j'en ai déjà dit, et je résumerai ensuite ce que l'ouverture des cadavres a offert de remarquable.

Le premier malade dont il s'agit, âgé de vingt-neuf ans, Suisse, armurier dans le 1er régiment suisse, entre à l'hôpital de Madrid, le 18 mai 1824, avec une fièvre intermittente, qu'il avait depuis six semaines.

Quatre jours après, il est pris de la colique de Madrid. Les évacuants et les narcotiques à haute dose le soulagent; il sort, guéri en apparence, le 21 juin.

Vingt-trois jours après, il rechute et il rentre. On fait plusieurs applications de sangsues sur l'abdomen et les reins. Le cours des matières fécales et des urines se rétablit; mais la paralysie progressive et douloureuse des quatre membres est bientôt complète. L'amaigrissement fait des progrès rapides, et le malade meurt le 11 août.

Le deuxième, âgé de vingt-trois ans, soldat au même régiment, arrivé à Madrid, au mois de mai 1824, comme on sait, entre, pour la seconde fois, dans notre hôpital, et toujours pour la colique de Madrid, le 25 août. Au commencement de septembre, le bras. gauche s'affaiblit et se paralyse; le 14, il y avait hémiplégie du côté gauche. Les douleurs se concentrent sur le thorax; les membres du côté droit se paralysent aussi, la voix s'éteint; quelques mouvements convulsifs et le délire sont les précurseurs de la mort, qui arrive le 24 septembre, après une agonie de douze heures.

Un troisième, âgé de vingt-trois ans, caporal au 28ᵉ de ligne, d'une bonne constitution, entre à l'hôpital de Madrid, le 15 juillet 1824, ayant la colique depuis quatre jours, avec constipation et dysurie.

Le 21, il a des évacuations alvines, et il est mieux jusqu'au 6 août. Mais les membres inférieurs et supérieurs deviennent très-douloureux, le pouls restant toujours tendu. Dès le 14, ils furent d'une faiblesse extraordinaire, la respiration est bientôt difficile et anxieuse, la voix faible et entrecoupée : le malade, très-amaigri, se montre irascible au milieu des souffrances. Les douleurs se concentrent aux pieds et aux poignets, et il survient du calme.

Mais le 8 octobre, le mal s'exaspère. Il s'y joint du délire, avec écume à la bouche, puis des mouvements convulsifs, et la mort arrive le 10 octobre, le malade étant déjà dans le marasme.

Un quatrième enfin, âgé de vingt-cinq ans, Suisse, soldat au 1ᵉʳ régiment, d'un tempérament lymphatique, entre à l'hôpital le 25 juin 1824, après avoir eu longtemps le dévoiement. Il est pris de la colique de Madrid, et il meurt le 30 juillet, dans le marasme

Cette année et les années suivantes les Suisses eurent beaucoup à souffrir du climat de cette ville, et ce ne fut pas sans qu'il y eût de leur faute.

Autopsie. — Je vais faire connaître sommairement ce que l'ouverture de ces cadavres et des précédents a offert de notable.

Ce qu'on trouve de plus évident sur les cadavres des individus qui ont succombé à la colique de Madrid, c'est l'altération ou l'inflammation des reins, lorsqu'il y a eu diminution ou suppression des urines: leur tissu paraît alors homogène et comme infiltré de sang.

Il y a aussi des traces ordinairement assez légères de phlegmasie dans l'estomac et l'intestin grêle; mais ces dernières phlegmasies, qui ont pu être plus considérables dans le principe de la maladie, paraissent avoir été bien peu de choses vers la fin. Un œil accoutumé aux recherches d'anatomie pathologique ne saurait voir en elles la cause de la mort; car, après beaucoup de maladies, on trouve des phlogoses bien plus considérables de ces parties, qu'on ne peut accuser d'avoir amené la terminaison funeste. D'ailleurs, ces traces d'inflammation ne sont pas constantes. Jamais les plaques de Peyer ne sont ni ulcérées, ni boursouflées; les vestiges d'inflammation dans l'intérieur de la vessie sont peut-être plus ordinaires que dans l'intestin grêle. L'altération ou la suppression du liquide urinaire qui baigne ordinairement cette surface muqueuse, suffirait-elle pour l'expliquer? Mais nous ne pouvons croire, non plus, que cette lésion, lors même qu'elle s'étend aux uretères, puisse être regardée comme une cause importante de la fin malheureuse d'une affection de ce genre.

Les intestins grêles sont généralement peu volumineux, et offrent parfois des rétrécissements vis-à-vis les portions de la membrane muqueuse qui sont phlogosées. A les voir après la mort, ces rétrécissements, longs ordinairement de deux ou trois pouces, ne sembleraient pas avoir produit l'occlusion complète du calibre de l'intestin, ni être assez prononcés pour empêcher le cours des matières fécales dans leur intérieur. Mais il ne faut pas oublier ce que l'irritation a pu y ajouter pendant la vie. Ils ne sont point comparables aux invaginations. Il est quelquefois difficile de dire où le rétrécissement commence et où il finit, tant il est progressif. Ces resserrements sont le produit de l'irritation nerveuse qui avait son siége dans les intestins, et de l'état de presque vacuité dans lequel ils restent, par l'abstinence à laquelle les malades sont obligés de se soumettre à cause de la violence du mal, ou à cause de la méthode qu'on suit pour les traiter.

Je n'ai jamais vu d'amas considérable de matières dans les intestins grêles. On y trouve même rarement des matières dures, rondes, d'un petit volume, comme les malades en rendent dans le cours de cette affection. A l'époque où ils succombent, les intestins grêles en sont ordinairement débarrassés, et ne contiennent que des matières bilieuses, liquides, d'un vert foncé, écumeuses.

Les gros intestins en offrent de plus consistantes, surtout le cœcum, qui est quelquefois phlogosé.

Des vers lombrics ont été trouvés dans l'intestin grêle, dont la surface interne paraissait enflammée à l'endroit qu'ils occupaient.

Le foie et la rate ne présentent rien de remarquable, ou de constant.

La vésicule biliaire est souvent remplie d'une bile verte, foncée en couleur et assez épaisse. On la retrouve analogue dans l'estomac et dans les intestins grêles.

Les épiploons sont ordinairement réduits à une trame légère. Les circonvolutions intestinales sont quelquefois contournées; on a vu le colon transverse descendre assez bas vers le milieu du ventre.

Quant aux cadavres des individus qui meurent dans le marasme, avec ou sans le dévoiement, ou ascitiques, ils offrent des traces de la maladie primitive d'autant plus légères, que ses suites ou que les affections secondaires ont été plus longues. Il en est chez lesquels le dévoiement laisse des ulcérations dans le gros intestin. La dernière observation mentionnée en offrit un exemple.

Les traces d'inflammation des poumons n'étant rien moins que constantes, à la suite de la colique de Madrid, on doit les regarder jusqu'à présent presque comme accidentelles. On peut en dire autant de la couleur du tissu du cœur et de celle de sa membrane interne qui a semblé quelquefois rouge.

Les membranes du cerveau et les vaisseaux de sa surface supérieure ont paru injectés, surtout lorsque les malades avaient déliré dans les derniers jours de leur vie. On a trouvé un peu plus de sérosité que de coutume dans les ventricules latéraux, et même à la surface supérieure de cet organe, dans la cavité de l'arachnoïde. On ne peut encore rien affirmer sur la consistance de la pulpe cérébrale ni sur celle du cordon rachidien. Ce qu'on a pu dire de l'épanchement d'une certaine quantité de sérosité dans le canal vertébral, doit également laisser des doutes.

14

En examinant, par une dissection attentive, les ganglions du grand sympathique, on a cru les trouver augmentés de volume, rouges et consistants lorsqu'ils étaient récemment affectés; et ramollis et jaunâtres lorsque leur altération passait déjà à l'état chronique.

Si cette altération, qu'on a cru plus prononcée autour des reins, du tronc cœliaque, dans les ganglions semi-lunaires, est réelle et particulière à la colique de Madrid, elle prouverait *matériellement* la nature nerveuse de cette affection, mais ne rendrait pas raison de tous ses phénomènes. Elle ne pourrait faire concevoir, par exemple, comment il se fait que les bras soient souvent paralysés à la suite de cette maladie, tandis que les mouvements des extrémités inférieures restent libres.

Mais il semble qu'en portant son attention sur l'état des ganglions des trous de conjugaison des vertèbres, comme on l'a fait, on ait trouvé le motif de cette particularité, s'il est vrai que ces ganglions fussent augmentés de volume, jaunâtres et ramollis, surtout dans les régions cervicale et pectorale, où ils ont paru offrir, sur les cadavres des deux avant-derniers malades dont je viens de parler, une altération identique et proportionnelle à celle des ganglions du grand sympathique les plus voisins.

On concevrait alors comment, la désorganisation des ganglions des trous de conjugaison étant parvenue à un certain point, la paralysie des membres s'ensuivrait, puisqu'ils sont les troncs d'où les nerfs des membres tirent leur origine; ou des centres nerveux qu'ils traversent avant de se rendre aux muscles volontaires : et comme la moelle épinière paraît intacte chez les mêmes sujets, on concevrait comment les extrémités supérieures pourraient être paralysées, les inférieures conservant parfois la liberté des mouvements. A plus forte raison la désorganisation des ganglions des trous de conjugaison devrait-elle entraîner la cessation des douleurs, qui disparaissent ordinairement dès que la paralysie se prononce, comme nous l'avons déjà dit.

On sait que les nerfs cardiaques viennent des ganglions cervicaux du grand sympathique, et que les ganglions semi-lunaires, qui forment principalement le plexus solaire et les plus importants de l'abdomen, sont formés par les nerfs grands splanchniques, qui procèdent des ganglions thoraciques supérieurs du grand sympathique. Cette disposition anatomique pourrait-elle expliquer la plus grande fréquence de la paralysie des extrémités supérieures comme résultat, lorsque les principaux désordres qui l'occasionnent se passent dans l'abdomen? Rappelons-nous que, pendant la maladie de l'avant-dernier militaire dont j'ai parlé, le pouls a toujours conservé *une tension particulière,* qui suppose une vive excitation du cœur ou des nerfs qui animent le tissu de cet organe; que M. Foissey (page 424) éprouva, dès le commencement de sa maladie et dans toutes ses rechutes, une grande fréquence du pouls avec tremblement des membres, et surtout des membres supérieurs; car, lors même que les bras étaient agités de ces secousses continuelles, il était assez ferme sur ses jambes et sortait souvent de l'hôpital pour aller se promener en ville; que M. Robillard (page 446),

14.

perclus des bras, lorsque les extrémités inférieures étaient libres et lui permettaient de marcher, n'avait plus depuis longtemps de douleurs de ventre, ni de constipation, et se plaignait journellement d'un sentiment pénible dans la poitrine, d'une sorte de poids dans le milieu de cette cavité, *avec brièveté de la parole* et difficulté de la respiration. Mais ce qui était bien plus remarquable chez lui, c'était la fréquence du pouls qui se soutenait depuis sa rentrée à l'hôpital[1]. Souvenons-nous que M. Flègre (p. 415) *n'offrit pendant longtemps d'autre signe de maladie que cette fréquence du pouls, à la suite de la colique de Madrid, qu'il n'avait pas eue très-forte,* et qu'étant sorti de l'hôpital le 6 janvier, pour se disposer à partir pour rentrer en France, il s'y présenta de nouveau quelques jours après, complétement paralysé des deux bras, se trouvant assez bien du reste. Rappelons-nous enfin que M. Chéron, paralysé des bras lorsqu'il arriva de Badajoz à Madrid, à la fin de novembre, avait et eut pendant des mois encore cette fréquence du pouls qui seule indiquait un travail intérieur, lorsque les fonctions digestives se faisaient bien et que la langue était dans l'état le plus naturel[2]. La persistance de cette excitation du cœur nous empêchait de croire à un rétablissement

---

[1] Le succés de la digitale chez M. Foissey concorde parfaitement avec les idées que j'avance. Si elle réussit moins chez M. Robillard, c'est sans doute parce que l'affection était trop avancée.

[2] M. de L........, jeune officier d'administration de l'hôpital, eut la colique fort intense à Madrid. Il avait aux parties latérales du cou de vives douleurs qui nous parurent avoir leur siége dans les ganglions cervicaux du grand sympathique. Il guérit et se suicida quelques années plus tard à Patras, en Morée.

prochain. En effet, au commencement de janvier,
les symptômes s'exaspèrent d'eux-mêmes, ou par
des écarts de régime, ou par des influences atmosphériques; la vivacité et la fréquence du pouls
augmentent d'une manière remarquable et semblent
pouvoir donner la mesure de l'exacerbation des autres
symptômes, qui sont portés au plus haut degré. On
concevra alors jusqu'à quel point j'étais autorisé à
dire (p. 416), *d'après la seule observation des symptômes* « qu'il ne faut pas s'attendre à voir dans la co-
« lique de Madrid le pouls se comporter comme dans
« les affections aiguës abdominales ordinaires; qu'il
« faut croire que l'irritation est d'une nature bien
« différente. »

Ces réflexions analytiques se rattacheront à celles
que nous pourrons nous permettre après avoir
établi le diagnostic de la colique de Madrid.

CHAPITRE IV.

DIAGNOSTIC.

Différentiel et intégral.

Mettant de côté les recherches anatomiques sur le
système nerveux ganglionnaire dont nous venons de
parler, de peur qu'on n'en conteste le résultat, nous
essayerons d'abord d'établir le diagnostic de la colique de Madrid seulement d'après les symptômes
qu'elle offre, la marche qu'elle suit, les traces qu'elle

laisse sur le vivant; on verra qu'on peut y parvenir avec certitude.

D'après ce qui a été dit jusqu'à présent, il est facile de reconnaître cette maladie, de la distinguer des autres affections abdominales, et d'apprécier la nature de ses phénomènes, ou le genre de lésion qui la constitue.

Dès que nous eûmes l'habitude de l'observer, lorsqu'un malade entrait dans nos salles se plaignant de douleurs plus ou moins vives dans le ventre, avec constipation depuis plusieurs jours, cela nous suffisait pour prononcer provisoirement qu'il avait la colique de Madrid, et il était bien rare qu'un examen ultérieur ne confirmât pas ce premier jugement. En effet, presque toujours les autres symptômes que nous avons signalés existaient déjà, ou se manifestaient en plus ou moins grand nombre, et ne permettaient plus aucun doute à cet égard.

Cette maladie est bien distincte des autres affections abdominales; et, en effet, avec laquelle pourrait-on la confondre?

Ce n'est pas avec ce qu'on nomme la gastro-entérite, puisque celle-ci est par elle-même sans douleur, et que la douleur est le symptôme dominant de la colique de Madrid. Mais, quoique cette différence soit grande, ce n'est pas la seule qu'il y ait entre ces deux maladies : la constipation opiniâtre, la diminution des urines, les irrégularités du pouls, l'état de la langue, presque toujours humide dans la colique de Madrid, l'invasion de ce mal insupportable, sa marche longue, souvent apyrétique, ses rechutes, ses suites, la fréquence de la paralysie, l'intégrité des facultés intellectuelles, si ce n'est dans les derniers moments, la rareté de la stupeur, enfin, la différence de succès du même traitement, forment un ensemble de caractères particuliers à cette affection, qui empêcheront toujours de la confondre avec l'irritation, ou l'inflammation ordinaire de la membrane muqueuse de l'estomac, ou de l'intestin grêle.

On ne pourrait pas davantage la confondre avec ce qu'on nomme *coliques bilieuses*. Car, outre ce que nous venons de dire de l'état de la langue dans la colique de Madrid, les coliques bilieuses, assez rares, beaucoup moins prononcées, beaucoup moins dessinées, si l'on peut s'exprimer ainsi, ne sont point accompagnées de suppression des urines ; elles ne sont point suivies de l'engourdissement ou de l'impotence des membres, et sont guéries par les purgatifs, qui ne feraient probablement qu'irriter la colique de Madrid. (Voy. page 463).

Ce n'est point à la colique néphrétique qu'on pourrait l'assimiler, puisque ordinairement les reins ne se prennent qu'en second lieu, et que souvent la maladie est grave, sans que les reins soient affectés (M. Robillard, p. 446), sans que les urines soient altérées ni dans leur quantité, ni dans leur qualité.

On ne pourrait lui trouver plus d'identité avec le choléra sporadique, car souvent il n'y a point de vomissements dès le principe de la colique de Madrid, et il y a toujours constipation ; tandis que, dans le choléra, il y a ordinairement des évacuations également abondantes par haut et par bas. La constipation est si essentielle à la colique dont il s'agit, que, si tous les autres symptômes existaient et que celui-là manquât, il faudrait donner un autre nom à la maladie, car ce ne serait plus la colique de Madrid, qui consiste principalement dans la suppression des évacuations alvines. Voilà une opinion qu'aucun fait n'a contrariée, ou, pour mieux dire, qu'ont établie et fortifiée tous les faits que nous avons eu occasion d'observer.

On ne pourrait lui trouver plus de similitude avec l'*ileus* ou la passion iliaque, car, quoi qu'en dise Luzuriaga (qui prétend que, dans quelques rechutes, les malades vomissent des matières stercorales), nous n'avons jamais vu de vomissements de matières fécales dans la maladie qui nous occupe : l'expérience a appris qu'il n'y avait point d'invagination, ou d'obstacle insurmontable à leur cours, puisqu'on le voit se rétablir au bout de quelques jours.

Avec la colique des peintres ou la colique de plomb, telle qu'on l'observe à Paris, la ressemblance est parfaite, si ce n'est que des convulsions épileptiformes ne se voient presque jamais dans la colique de Madrid, non plus que le délire, deux genres de symptômes que MM. Tanquerel-Desplanches et Nivet ont fait ressortir dans ces derniers temps, comme assez fréquents dans la colique saturnine. Mais la différence des causes est telle, qu'elle doit suffire pour empêcher le praticien de conclure de la ressemblance des phénomènes pathologiques à la nécessité du même traitement. Il y a là une conformité de résultats produits par des causes très-différentes bien capable d'exciter la curiosité des physiologistes.

Ce n'est pas à la péritonite qu'on pourrait même comparer la colique de Madrid, car dans cette dernière maladie le ventre n'est ni tendu, ni douloureux à la pression. J'ai fait observer que le pouls était variable et n'offrait quelquefois aucune altération, tandis que, dans les péritonites aiguës, on sait combien il est constamment vif, serré, fréquent, petit, quelquefois imperceptible; caractères tellement constants, qu'ils ont donné lieu d'admettre *le pouls ventral* qui est, on peut le dire, le moins contesté par les médecins les plus sceptiques sur la constance des signes dans les maladies. D'ailleurs, combien ne serait pas terrible et promptement funeste une péritonite qui serait accompagnée d'une pareille douleur de ventre; et l'on sait, comme il a été dit, que la colique de Madrid ne menace pas directement la vie.

Non-seulement elle n'est pas une inflammation du péritoine, mais on peut même dire qu'elle n'est pas une inflammation. La douleur qui la constitue essentiellement dans le principe ou qui en est le phénomène essentiel, puisqu'il tient tous les autres sous sa dépendance, la douleur n'est pas, dans cette maladie, un symptôme d'inflammation; car une inflammation assez forte pour produire une pareille douleur dans les organes les plus importants, serait une inflammation désorganisatrice, qui ne permettrait pas d'espérer de guérison lorsqu'elle se serait soutenue pendant des semaines, comme nous l'avons observé.

Si ces douleurs de ventre, quelquefois atroces, ne sont pas le symptôme d'une inflammation du tissu des organes ou des viscères abdominaux, que sont-elles donc?

On ne peut nier qu'elles ne proviennent d'une **vive** irritation du système nerveux abdominal, et, plus tard, du système nerveux des membres. Si l'on est obligé d'admettre que, lors de l'invasion de la colique de Madrid, il existe quelque phlogose primitive dans les organes de l'appareil digestif, il est impossible de ne pas reconnaître en même temps dans le système nerveux abdominal une grande disposition à s'exalter, puisqu'on voit sa sensibilité se développer à ce point pour des causes presque inapercevables, tant elles sont légères en comparaison de la douleur qu'elles excitent. Or, c'est cette disposition du système nerveux mise en jeu, qui constitue une névralgie abdominale dans la maladie dont nous nous occupons.

D'après cette idée, soit que la maladie commence par des douleurs de ventre, avec constipation; ou par des symptômes d'embarras gastrique, presque toujours si peu prononcés, que le praticien ne peut en tenir aucun compte; ou par une fièvre intermittente à laquelle la colique de Madrid succède; ou par des vomissements et des évacuations alvines plus ou moins analogues à ceux du choléra, ou tout à fait semblables aux dévoiements ordinaires; ou par d'autres affections dont elle vient remplacer la convalescence pour leur faire suite; toutes ces causes ne doivent être envisagées que comme des irritations plus ou moins passagères, qui ne font que précéder ou mettre en jeu la sensibilité des nerfs abdominaux, qui doit à elle seule produire et entretenir

une nouvelle série de phénomènes, tels que les douleurs, la constipation, les vomissements, la diminution et la suppression même des urines, la fièvre
ou le trouble des battements du pouls, l'ictère, les
douleurs dans les membres, dans la région épigastrique, dans les divers points de la poitrine, dans
les testicules, l'impotence des membres; tous ces
désordres paraissent être le résultat de l'excitation
morbifique du système nerveux abdominal, ou d'une
névralgie qui rend facilement raison de tous les
symptômes de la colique de Madrid, et même de
l'inflammation des reins, ordinairement consécutive.

Le spasme, l'irritation nerveuse, ou la douleur
paraît commencer par les intestins grêles. On peut
croire que ces organes sont alors dans un état de
contraction permanente qui en empêche les mouvements, comme les crampes ou la rigidité tétani-
ques empêchent les mouvements volontaires : de là
la constipation, d'une durée ordinairement proportionnelle à celle de la douleur. On conçoit que c'est
moins peut-être par le rétrécissement du calibre de
l'intestin, que par son défaut d'action expultrice, que
la constipation a lieu; quoiqu'il soit possible que
les rétrécissements soient beaucoup plus marqués
sur le vivant, surtout pendant les douleurs, qu'on
ne les voit sur les cadavres : *mors spasmos colvit.* La
même irritation, propagée jusqu'à l'estomac, peut
donner lieu aux vomissements, surtout si le pylore,
plus resserré que dans l'état naturel, oppose plus
de résistance au passage des aliments ou des boissons; ou même si le mouvement péristaltique du
duodénum étant renversé, fait affluer dans l'esto-

mac la bile, le suc pancréatique et des mucosités.

Il suffit d'admettre que les nerfs du foie ou les plexus hépatiques participent à l'irritation du système nerveux des intestins, pour concevoir que le liquide que cet organe secrète soit altéré consécutivement dans sa quantité et dans ses qualités, de manière à donner lieu quelquefois à l'ictère et à ce que la bile rendue par le vomissement soit presque toujours d'un vert foncé, tirant quelquefois sur le bleu.

Il est important de s'arrêter sur cette explication, car on pourrait prendre l'altération de la bile pour la cause primitive du mal, et chercher à l'expulser par des évacuants, dont l'usage paraît devoir être dangereux; tandis que, selon nous, cette altération n'est que consécutive. Nous ne nierons pas toutefois que ce liquide ainsi altéré ne puisse concourir à aggraver le mal par sa présence; mais nous pensons qu'elle est moins nuisible que ne le seraient des purgatifs irritants, qu'on pourrait mettre en usage pour lever cette complication. Le meilleur moyen d'y remédier nous paraît être de calmer l'irritation nerveuse qui a troublé la sécrétion de ce fluide, et qui le fait couler avec des qualités irritantes peut-être sur des surfaces beaucoup plus sensibles que dans l'état naturel. Ce qui se passe dans le principe de la colique de Madrid prouve le fondement de cette opinion. Les *fortes* douleurs sont alors dans le milieu du ventre, autour de l'ombilic, et presque jamais dans la région épigastrique. Les vomissements ne paraissent ordinairement qu'à une époque assez avancée de la colique, affection dans laquelle ils ont

leurs caractères particuliers, comme nous l'avons fait
sentir en la distinguant de l'*ileus* ou passion iliaque.

La lésion des reins paraît arriver de la même manière que les phénomènes dont nous venons de parler : l'excitation nerveuse se transmet des plexus
des intestins aux ganglions et aux plexus rénaux, y
fait naître la douleur ou l'irritation, qui peut ensuite donner lieu à l'inflammation de ces organes,
s'ils y sont disposés par quelque circonstance relative
aux fonctions qu'ils exercent, ou la décider, si elle
était imminente dès le principe. Serait-il étonnant
que, lorsque des matières fécales sont longtemps
retenues dans les intestins, où elles peuvent contracter un haut degré d'acrimonie, si l'on peut s'exprimer ainsi, les liquides qui se présentent aux reins,
pour y apporter les matériaux des urines, fussent
doués de propriétés nuisibles, qui les rendissent capables d'irriter ces organes et de concourir à en provoquer l'inflammation? Cette inflammation, mé-
diocre dans le principe, et annoncée seulement par
la diminution et l'altération des urines, serait d'autant plus considérable, que leur excrétion deviendrait
moindre, et portée à un très-haut degré lorsqu'il
y a suppression. Les traces qu'elle laisse ne sont pas
douteuses; c'est ce qu'il y a de plus évident sur les
cadavres après la colique de Madrid, et quelquefois
à une époque très-éloignée de l'acuité des accidents,
ou lorsque la sécrétion des reins était depuis longtemps rétablie dans son état naturel. Le fluide blanchâtre et trouble qu'on exprimait de la substance
mamelonnée de ces organes, sur le cadavre du second des quatre derniers malades dont j'ai rapporté

l'histoire abrégée, n'était-il pas un signe de suppuration?

La densité du tissu des reins et le défaut d'élasticité de leur substance peuvent motiver jusqu'à un certain point la lenteur de la résolution de leurs phlegmasies et de leur retour à l'état physiologique.

La suppression des urines, si rare dans les maladies et quelquefois d'un si mauvais présage[1], n'indique aucun danger pressant, ni même éloigné, chez les malades dont nous parlons. Elle peut contribuer à leur donner cette couleur jaunâtre, qu'un premier examen pourrait faire attribuer à la bile seule, et considérer comme des nuances d'ictère. Toutefois, on n'observe chez ces malades rien qui ressemble à là fièvre urineuse. Il est vrai que le liquide urinaire qui y donne lieu n'a pas été formé chez eux. On peut même dire que leurs excrétions cutanée et pulmonaire n'ont aucune odeur particulière, ce qui peut venir du défaut de transpiration insensible dans un état où il semble qu'elle devrait suppléer aux excrétions momentanément suspendues. Si néanmoins les liquides sont loin de surabonder chez ces malades, ne pourrait-on pas l'expliquer par la douleur et la considérer comme une espèce de phénomène électrique capable de consumer les parties les plus subtiles de notre organisation?

---

[1] « La suppression des urines, qu'il ne faut pas confondre avec la « rétention, est un symptôme mortel dans la fièvre jaune. Sur plu- « sieurs milliers de ces suppressions on citerait à peine deux ou « trois faits bien constatés de guérison.» (PARISET, BALLY et FRAN- çois, *Épidémie de Barcelonne.*)

On sait que cette suppression a été fréquente dans le choléra. DÉGNER avait remarqué qu'elle était un caractère de la dysenterie qui affligea la ville de Nimègue en 1736.

Il serait difficile de dire , ourquoi les reins s'affectent dans certains cas de la colique de Madrid et
ne s'affectent pas dans d'autres. On sait que la diversité de constitution des malades doit contribuer
puissamment à cette différence, puisque nous voyons
chaque jour les symptômes des maladies modifiés
de mille manières par cette cause. Nous ne saurions
en indiquer d'autre jusqu'à présent. Toutefois, l'affection des reins survenant après les douleurs de
ventre et la constipation, comme nous l'avons
dit, paraît en être la suite: il semble que la condition nécessaire pour que les reins s'affectent et
que les urines diminuent, c'est que les intestins
aient été le siége de douleurs vives, pendant lesquelles leurs fonctions expultrices se soient suspendues; et lors même que ces conditions existent, les
reins ne s'affectent pas toujours, disons-nous.

Mais ce qui est bien plus étonnant, c'est qu'on les
voit quelquefois se prendre sans que ces désordres,
ordinairement précurseurs, aient eu lieu : autrement dit, il est des cas de colique de Madrid dans
lesquels le mal commence par les reins, ou par des
douleurs dans leur région, avec diminution de la
quantité des urines et altération de leur nature,
symptômes qui doivent être suivis de douleurs de
ventre avec constipation, etc. Ces cas sont bien rares
sans doute, puisque nous n'en avons rencontré
qu'un seul. C'est une raison pour qu'en le plaçant
ici loin des autres, nous le fassions connaître avec
quelque détail.

M. Vinet, chirurgien sous-aide, âgé de vingt-
huit ans, nerveux, svelte, mais ayant les muscles et

les vaisseaux sous-cutanés très-marqués, commença à éprouver, dans la première quinzaine de mai 1824, de légères douleurs dans les lombes, qu'il attribua d'abord à un lumbago. Bientôt ses urines devinrent rouges, épaisses, diminuèrent des deux tiers et déposèrent un sédiment rouge briqueté. Les douleurs des lombes devinrent plus vives, les forces diminuèrent, l'appétit se perdit, des coliques, d'abord légères, se prononcèrent, la constipation s'y joignit. Le malade fut obligé de changer d'idée sur la nature de cette affection et de s'avouer qu'il était pris de la colique de Madrid. Les progrès en furent lents, car ce ne fut que le 14 juillet que, ne pouvant plus continuer son service, il entra à l'hôpital.

Le 15, quarante-cinq sangsues appliquées sur les lombes, des délayants, des bains n'empêchèrent pas des symptômes nerveux, des syncopes, des mouvements convulsifs de se manifester par intervalles. Ce dernier symptôme ne cessa que le 17.

Le 18, la constipation durait depuis six jours; il se déclara de violentes coliques, qui ne furent point apaisées par cent soixante à cent quatre-vingts gouttes de laudanum que le malade prit à mon insu[1]. Il n'y eut d'évacuations alvines que le 21. Les urines ne commencèrent à être plus abondantes que le lendemain, et ne se rétablirent dans leur état naturel, ainsi que les forces, que vers la fin du mois d'août.

Ici, la douleur des reins et l'altération de leur sé-

---

[1] Il prit une fois, en Corse, douze grains d'opium brut dans une colique violente qui lui était venue inopinément dans la nuit. Elle cessa en deux heures, et il n'éprouva pas le plus léger sommeil.

crétion ont de beaucoup précédé les coliques et
la constipation. Il y a de bien remarquable dans
cette observation la marche progressive du mal,
lequel met deux mois à parvenir à un degré d'intensité, qui oblige le malade à entrer à l'hôpital. Néanmoins, lorsque les douleurs de ventre se manifestent,
au bout d'un si long dérangement, elles sont vives,
aiguës et ne se calment pas par une forte dose
d'opium. L'opiniâtreté de la constipation, qui est
absolue pendant neuf jours, l'acuité des douleurs
et la manière dont elles résistent au plus puissant
narcotique, prouvent bien que, loin d'être accidentelles, elles étaient nerveuses ou de la même nature
que celles qui constituent la colique de Madrid sous
sa forme ordinaire. On ne peut savoir jusqu'à quel
point la constitution du malade a donné lieu à ce
renversement de l'ordre des symptômes ou de la
marche de cette affection; mais on ne saurait douter
que tout ce qu'il y a du reste d'extraordinaire dans
son cours ne doive être attribué au caractère de sa
constitution, comme les mouvements convulsifs qui
surviennent avant même que les sangsues aient fini
de piquer, la première syncope qui a lieu sans que
le malade ait presque perdu de sang, et qui se re-
nouvelle plusieurs fois ensuite avec les convulsions.
Ce fait prouverait, s'il en était besoin, en faveur de
l'opinion que nous avons émise sur la nature de la
colique de Madrid : se développant chez un sujet
aussi éminemment nerveux, caractérisée par ses
symptômes essentiels et produisant un trouble général si peu équivoque, cette maladie se montre
nerveuse dans ses éléments, dans sa marche, dans

ses effets, et favorise nos explications sur les caractères principaux de ce genre d'affection.

La douleur des testicules annonce évidemment la
propagation de l'irritation aux nerfs spermatiques.
Je suis porté à croire qu'elle peut avoir lieu sym-
pathiquement, lorsque les douleurs principales ont
encore leur siége aux intestins, dans la région ombilicale, sans qu'elles se soient propagées aux reins.
Dans l'été de 1824, je soignai un Espagnol, âgé de
cinquante-deux ans, qui prit de la crême de tartre
pour des douleurs de ventre qui n'étaient point la
colique de Madrid. Ces douleurs furent exaspérées
par le remède; les testicules devinrent douloureux
et l'épididyme s'enfla légèrement. Cet homme avait
eu jadis un gonflement de cette nature, qui, cette
fois-ci, fut produit ou occasionné par l'irritation des
intestins, augmentée par l'action de la crême de
tartre.

La vessie recevant des nerfs du grand sympathique, les douleurs, ordinairement assez faibles,
qui se font sentir dans cet organe peuvent, en grande
partie, être nerveuses. On pourrait peut-être en dire
autant relativement à la phlogose de sa membrane
muqueuse, dont on a trouvé des traces évidentes
après la mort.

Douleurs, impotence et paralysie des membres. —
L'idée de paralysie fait toujours naître dans l'esprit
des médecins éclairés celle de lésion du cerveau, du
cervelet, de la moelle allongée et de la moelle épinière. C'est dans ces racines essentielles de l'arbre
nerveux qu'il faut aller chercher la cause, quelquefois très-circonscrite, de l'état de flétrissure qui se

manifeste dans ses diverses branches; les paralysies produites par névralgie ou par maladie locale des nerfs eux-mêmes n'étant que fort rares et encore imparfaitement décrites, en comparaison de celles dont nous venons de parler. Les désorganisations des hémisphères cérébraux et du cervelet donnent lieu à la paralysie des membres du côté opposé, avec une constance que très-peu d'observations empêchent de regarder comme absolue[1]; et encore le génie des anatomistes modernes[2] est-il presque parvenu à expliquer ces exceptions, en prouvant que l'entrecroisement des fibres nerveuses qui se fait à la partie supérieure de la moelle allongée n'a pas lieu pour leur totalité.

Les altérations de la moelle allongée et de la moelle épinière produisent la paralysie directe, c'est-à-dire, du côté où elles existent. Mais ces prolongements médullaires ont si peu de volume, que leurs affections pathologiques intéressent ordinairement la totalité de leur épaisseur et paralysent les membres des deux côtés à la fois, et au même degré.

Les poisons reconnus capables d'opérer des effets analogues, ne le peuvent qu'en agissant sur ces masses génératrices ou radicales; et si leur action était prompte, et que leurs effets fussent circonscrits, il n'y a pas de doute qu'on en trouverait la cause matérielle dans ces mêmes organes, comme on y rencontre les caillots de sang qui donnent lieu à

---

[1] M. Serres ne l'a pas vue se démentir une seule fois sur trois cents apoplectiques dont il a fait l'autopsie.

[2] M. Tiedemann, professeur à Heidelberg.

l'apoplexie, les tumeurs, les ramollissements, les collections de pus, d'eau, etc., qui résultent de la destruction du tissu nerveux, ou qui l'opèrent dans les diverses maladies suivies de l'abolition des mouvements volontaires.

Ce n'est que depuis que ces idées ont guidé les recherches des médecins que l'étude des apoplexies et des paralysies qui en résultent, a fait des progrès réels. Des maladies caractérisées par des phénomènes généraux, ou très-étendus, se sont réduites à des lésions organiques locales, dont la différence de siége a expliqué la grande variété des symptômes. En précisant ainsi ce qu'il y avait de positif dans la connaissance des paralysies, ces travaux ont en même temps signalé ce qui était encore douteux.

C'est parmi les faits de cette dernière classe que se trouvent rangés ceux dont nous nous occupons, et dont l'observation attentive conduit à des idées théoriques si différentes des premières. La connaissance d'une nouvelle source de paralysies se trouverait ainsi ajoutée à celles que nous venons d'énumérer. Les affections aiguës de l'abdomen qui sont suivies de l'impotence des membres seraient reconnues capables de produire directement cette douloureuse torpeur, en déterminant une maladie des nerfs volontaires, à leur sortie du canal vertébral, sans que, ni le cerveau, ni la moelle épinière eussent éprouvé d'altération apercevable dans leur substance; vérité nouvelle, si féconde en applications, qu'on devrait en attendre les résultats les plus lumineux pour la pratique. En effet, nous ne devons pas craindre de le répéter, les lésions de la moelle épinière entraînent ordinairement la paralysie de toutes les parties qui reçoivent leurs nerfs des points inférieurs à celui de la lésion, tandis que la colique de Madrid paralyse les bras sans paralyser les extrémités inférieures, particularité si étonnante pour les anatomistes et les physiologistes les plus instruits des lois de l'organisme. Ainsi, née de l'excitation du système nerveux abdominal, et, par suite, de celle des nerfs qui sortent de la moelle épinière, cette paralysie, quelquefois si différente des autres par le contraste qu'elle offre de l'exaltation de la sensibilité avec la perte simultanée des mouvements volontaires, outre les analogies qu'elle aurait avec la plupart des affections nerveuses de l'abdomen, ferait peut-être sentir plus que par le passé, la nécessité d'une thérapeutique douce et relâchante, puisqu'elle ne laisserait d'espoir de guérison que dans la destruction de l'excitation nerveuse qui l'aurait amenée, et dans la disparition, possible jusqu'à un certain point, des lésions organiques observées dans les ganglions nerveux. Ainsi, le traitement *consécutif* de la colique de Madrid se rattacherait lui-même aux théories physiologiques ou rationnelles, et exclurait sans retour l'emploi des excitants intérieurs, non moins nuisibles dans cette faiblesse apparente, que pendant les douleurs qui l'auraient précédée.

CHAPITRE V.

PRONOSTIC.

Lorsque la colique de Madrid commence, on ne sait trop ce qu'elle doit devenir. Elle était plus fréquente et acquérait plus d'intensité dans la saison où les jours croissent, et surtout dans les fortes chaleurs de juin et de juillet, que dans celle où ils décroissent et à la fin de l'année; parmi des militaires qui étaient dans des villages *aux environs* de Madrid, que parmi ceux qui résidaient dans cette capitale. Dans les villages on est moins abrité du froid et du chaud ; il ne serait pas étonnant que les affections produites par ces alternatives y fussent plus sérieuses.

Elle n'était pas généralement aussi forte lorsqu'elle atteignait des convalescents d'autres maladies, que lorsqu'elle apparaissait chez des individus qui n'avaient pas été malades. Mais elle n'offrait pas moins d'inconvénients pour les premiers que pour les seconds, parce que ceux-là avaient moins de ressources en eux-mêmes pour résister.

Vouloir annoncer la marche et l'issue de cette maladie d'après des nuances fugaces de symptômes serait s'exposer à affirmer des événements plus variables dans cette affection que dans beaucoup d'autres. Il faut convenir de bonne foi qu'il est difficile à la prévoyance de s'étendre bien loin à cet égard. L'expérience nous avait appris à douter; cependant nous avions fini par prédire les rechutes avec certitude à ceux dont la maladie n'avait pas, à la première attaque, assez altéré la constitution, ou qui voulaient trop tôt se rétablir, en prenant des aliments. Il semblait que, pour n'avoir pas à craindre le retour du mal, toujours prompt à reparaître avec les forces, ou, pour mieux dire, avec l'excitabilité, il fallait que le malade eût été bien changé ou affaibli par son intensité ou sa durée, et qu'il consentît à demeurer faible.

CHAPITRE VI.

TRAITEMENT DE LA COLIQUE DE MADRID.

Les réflexions auxquelles nous nous sommes livré jusqu'à présent n'auront pas été inutiles, si elles aident à établir le traitement de cette affection.

La regarder comme essentiellement nerveuse, avec ou sans symptômes de phlogose, ordinairement primitifs et légers par comparaison, c'est dire qu'après avoir employé dans le principe des antiphlogistiques exigés par quelques symptômes d'inflammation, mais surtout par l'âge et la constitution des sujets, le traitement doit devenir délayant, tempérant, anodin, tant pour calmer l'excitation abdominale que pour favoriser les évacuations suspendues. Lorsqu'un malade nous arrivait avec la colique de Madrid, si elle était encore près de son début, nous lui faisions ordinairement appliquer quarante ou cinquante

sangsues sur l'abdomen autour de l'ombilic, ou sur
l'épigastre, si les douleurs y étaient plus fortes.
Après la chute des sangsues, le malade était conduit
au bain.

Les effets de cette émission sanguine, bien ration-
nelle, n'étaient pas ordinairement marqués. Les uns
en éprouvaient du soulagement, d'autres ne sen-
taient aucune différence dans leur état; mais ce
moyen était indiqué, et nous y recourions deux et
même trois fois dans la première ou les deux premières semaines. Rarement avions-nous recours à la
saignée du bras, parce que les malades ne nous venaient pas dans les premiers jours de leurs souffrances. Je ne l'ai employée qu'une fois, et ce fut
avec une apparence de succès (voyez page 452, l'observation de M. TORALLY).

La diète était sévère. Les boissons étaient émollientes, mucilagineuses, délayantes, comme sont
l'eau de gomme, l'eau de riz, la décoction blanche,
l'eau d'orge et de réglisse, l'eau de tilleul, etc. On
donnait chaque jour deux lavements émollients,
avec ou sans addition de miel, ou un et quelquefois
deux demi-lavements, avec demi-gros de laudanum,
quelquefois des lavements purgatifs ordinaires ou
avec l'huile de ricin; mais le moyen sur lequel nous
comptions le plus étaient les bains tièdes. Les malades en prenaient un par jour dès le principe, et
quelquefois deux. Leurs douleurs étaient ordinairement moindres dès qu'ils étaient dans l'eau. C'était
ce qui les soulageait le mieux et le plus généralement. Aussi, la plupart avaient-ils soin d'en récla-
mer dès qu'ils en avaient fait usage: il n'y en avait

presque pas qui ne s'en trouvassent bien, quoique ce moyen fût souvent insuffisant.

Les narcotiques étaient, à nos yeux, en seconde ligne en comparaison des bains. Nous les employions assez volontiers en demi-lavements, sous forme de sirop ou de laudanum, et en potion; nous évitions, autant que possible, d'en porter la dose très-haut (par exemple jusqu'à huit ou dix grains d'extrait gommeux d'opium, en quelques heures), car cela pouvait avoir des inconvénients : ils pouvaient favoriser la constipation déjà trop grande. L'extrait de belladona, que nous essayâmes à dose un peu plus forte que l'opium, ne répondit pas aux espérances qu'il nous avait d'abord fait concevoir. En cédant aux idées reçues, nous aurions pu penser que les coliques étant souvent suivies de la paralysie des membres, les narcotiques à haute dose pouvaient favoriser cette disposition, ou faire que cet accident fût plus grave. Mais ce n'était pas tant leur action sédative sur le cerveau et les nerfs volontaires, que leur action échauffante sur l'abdomen que nous pouvions redouter, et l'on vient d'en voir les motifs par la manière dont nous avons expliqué la paralysie qui arrive ici d'un mode particulier, ordinairement sans l'intervention d'aucun trouble cérébral. Nous avons cru remarquer que les malades qui avaient fait usage des narcotiques avec excès à l'intérieur, avaient plus de peine à se rétablir, que leurs convalescences étaient plus longues, et qu'ils couraient plus de dangers des suites de la maladie.

Lorsque les douleurs se propageaient aux reins, si les malades n'étaient pas déjà trop affaiblis par la colique et ce qu'elle avait exigé, nous y faisions appliquer quarante ou cinquante sangsues dont on renouvelait moins souvent l'application que sur le ventre ou l'épigastre.

Pendant l'emploi de ces moyens, nous gagnions du temps, qui était, avec le régime, ce qu'il y avait de plus capable de dompter le mal. Plus tard, lorsque la maladie était devenue habituelle et pour ainsi dire chronique, après avoir inutilement, ou sans assez de résultat, employé les remèdes dont nous venons de parler, nous recourions aux révulsifs : des synapismes ou des vésicatoires étaient placés aux jambes, ou aux cuisses, ou sur le ventre même, et quelquefois sur les reins, si l'état de ces organes le permettait. J'avais eu l'idée de tenter l'application de moxas sur les lombes, à une époque assez voisine du principe du mal : j'espérais par là détourner la douleur du ventre, empêcher l'irritation d'atteindre les reins et la moelle épinière ou les nerfs qui en partent, et faire, pour ainsi dire, avorter la maladie. Mais des officiers, à qui je le proposai, refusèrent de se soumettre à l'emploi de ce moyen, dont ils s'étaient fait une fausse idée. Les cataplasmes émollients, arrosés de laudanum, les épithèmes avec la tériaque et l'opium, placés sur l'abdomen et l'épigastre, ne parurent pas produire assez de soulagement pour qu'on en supportât la gêne. Cependant les emplâtres que le docteur RANQUE, d'Orléans, a proposés contre la colique de plomb, nous ont semblé réellement utiles, surtout chez les personnes nerveuses et et chez les femmes.

A l'aide de ces remèdes, le mal suivait la marche

que j'ai tracée. Je ne dirai pas qu'ils étaient efficaces; mais seulement qu'ils favorisaient la guérison, que c'étaient les meilleurs que nous pussions employer.

Les vomitifs et les purgatifs étaient évidemment nuisibles dans cette maladie; nous avons pu nous en apercevoir sur des malades qui entraient après en avoir pris. J'avais observé à l'Hôtel-Dieu de Paris que, s'ils n'étaient pas avantageux, du moins ils ne nuisaient pas dans la colique des peintres, et c'est bien étonnant. Ce motif, ajouté à plusieurs autres, aurait pu faire douter de l'entière identité de ces deux maladies, si la différence de leurs causes n'eût disposé à penser que la ressemblance n'était pas absolue.

Je ne parlerai pas des anti-spasmodiques administrés à l'intérieur; je les crois nuisibles si on en continuait l'usage, puisqu'ils ne sont que des stimulants plus ou moins diffusibles.

Telle était sommairement la conduite que nous tenions, faisant observer, dans le principe, une diète sévère, et, plus tard, un régime analeptique dans lequel les légumes, les fruits cuits, le lait peuvent être mentionnés comme ayant paru très-utiles pour remédier à l'état de l'estomac et à la sécheresse ou à l'adstriction du ventre.

Nous avons souvent senti, en traitant ces malades, combien les ressources actuelles de la thérapeutique laissaient à désirer lorsqu'on a besoin d'agir directement sur le système nerveux ganglionnaire pour calmer son excitation ou ses douleurs. Depuis cette époque, la matière médicale a été enrichie de la codéine, substance précieuse dont l'action sédative

ou calmante du système nerveux abdominal con-
courut puissamment à soulager et à guérir l'un des
deux derniers malades dont il sera question dans ce
travail.

Par tout ce que j'avais vu, j'étais si convaincu que
l'influence de l'air était la cause principale de la colique de Madrid[1], et qu'il était impossible d'en neu-
traliser ou d'en balancer l'action dans le principe de
la maladie, que, dès qu'un malade arrivait à l'hôpital avec cette affection, je faisais tout ce qui dé-
pendait de moi pour lui faire quitter Madrid s'il en
était temps encore. J'ai souvent dit que si j'avais été
atteint de cette maladie, j'aurais demandé à partir
à l'instant pour rentrer en France, ou pour quelque
résidence éloignée. Le 9e régiment de chasseurs à
cheval avait des détachements placés entre Madrid
et Burgos : dès qu'un soldat ou un officier de ce régiment se sentait pris de coliques, ou entrait en convalescence de cette affection, on l'envoyait dans un
de ces cantonnements, à cinq ou six journées de la
capitale, où il ne tardait pas à se rétablir. Il était
inutile de se roidir contre cette vérité. Le général L.,
âgé de quarante ans, d'une bonne constitution, arriva en poste à Madrid, le 6 janvier 1825, venant
de Paris et Lyon. Dès son arrivée, il éprouva un
malaise dans la région de l'estomac et un dérangement des fonctions digestives qui furent le prélude
de la colique de Madrid, affection qui éclata avec
violence le 18 février. Je lui conseillai aussitôt de

---

[1] Malgré l'attention que nous y avons apportée, nous n'avons pu
reconnaître que certains vents fussent, plus que d'autres, capables
de la produire ou de l'exaspérer.

quitter cette résidence. La nature de ses fonctions ne le lui ayant pas permis, il souffrit horriblement, eut sept à huit rechutes, tant à Aranjuez qu'à Saint-Ildephonse, et traîna une existence pénible, une douleur, fixée depuis longtemps à l'épigastre, le fatigant beaucoup. Cet officier-général quitta Madrid en septembre 1825, exténué par cette maladie, et, ce qui est bien digne de remarque, à peine eut-il touché le sol de la France, que sa santé s'améliora tellement, que lorsqu'il arriva à Paris, où il alla à petites journées, il ne paraissait presque pas avoir été malade. Il n'avait pas eu de paralysie des membres qui avaient été souvent fort douloureux.

Il paraît que, pour être à l'abri des inconvénients de l'atmosphère de Madrid ou de ses environs, il vaudrait mieux, étant placé à la même distance, être aunord qu'au sud, ou au sud-est de cette ville. Luzuriaga dit que la maladie dont nous parlons se voit jusque dans les villages de la Manche; je serais porté à croire en effet qu'elle s'étend beaucoup plus loin dans cette direction que dans toute autre[1]. (Voy. p. 437).

---

[1] Il serait curieux de savoir s'il n'existe pas de maladies de cette nature dans les lieux de la terre dont le sol offre une position topographique analogue à celle de Madrid. On sait que le plateau de l'Auvergne est le plus élevé de la France, que celui de la Bavière est le plus étendu et le plus élevé de l'Allemagne, et que les plaines des Castilles, les plus hautes de l'Europe, le sont quatre fois moins que le plateau central du Mexique, le baromètre se soutenant à Mexico, à 21 pouces 7 lignes, autrement dit, la pression de l'air y étant exprimée par une colonne de mercure de 5 pouces plus courte qu'à Madrid. Le sol du vallon de Quito est élevé au-dessus du niveau de la mer de 1460 toises, c'est-à-dire plus que le Canigou et le Pic-du-Midi, les plus hautes montagnes des Pyrénées (LACON-

Le traitement *consécutif* de la colique de Madrid
doit être plus hygiénique que médical. Lorsque les
malades restent perclus des membres, on sent bien
par tout ce qui précède que, si l'on veut mettre en

DAMINE). Santa-Fé de Bogota est dans une plaine de 1365 toises
au-dessus du niveau de la mer.

La plaine de Caxamarca, au Pérou, a 1400 toises de hauteur.
Les grandes plaines d'Antisana ont 2100 toises de hauteur, c'est-à-
dire, 200 toises de plus que le pic de Ténérife (M. DE HUMBOLDT).

Mais, sans ces conditions locales, on voit la maladie qui nous occupe se développer fréquemment et avec la plus grande intensité
dans les régions intertropicales, où elle est un fléau pour les nègres
comme pour les blancs, sous l'influence d'une atmosphère susceptible d'offrir les plus grandes variations de température. Elle règne
aux Antilles, à Cayenne, au Para, au Sénégal, à la côte de Malabar, à Java et dans les sites divers qu'offrent les nombreuses et
vastes contrées baignées par l'Océan indien. Partout elle s'offre
avec les mêmes symptômes ; ce sont toujours des coliques (qui ont
reçu le nom vulgaire de *béribéri*, de *barbiers*) accompagnées de
constipation, de vomissements, de dysurie, et suivies de paralysie
des membres, et surtout des membres supérieurs. « Aux côtes de
«Malabar, dit M. SEGOND, où la température baisse tout à coup de
« 18 à 20 degrés, sous l'influence du vent froid des montagnes, la
« colique *végétale* (dénomination dont il a fait sentir ailleurs l'inexac-
«titude) vous saisit avec la même promptitude que le choléra. Il
«suffit à un bâtiment d'approcher de ces parages pour voir son
« équipage en quelque sorte foudroyé. Un exemple de ce genre s'est
« présenté à bord du trois-mâts le *Saint-Louis*, de Nantes, qui, en
«quittant la côte de Sumatra, vit tout à coup la moitié de son équi-
«page violemmeut saisie par la colique végétale : sur les neuf
« hommes atteints, trois moururent avant d'arriver à Bourbon.
«Deux furent laissés à l'hôpital de Saint-Denis, et des quatre qui
«retournèrent en France, deux restèrent paralysés des membres
«supérieurs, un autre (dont il rapporte l'observation sous le nº 14)
«conserve encore cette disposition morbide aux deux derniers
« doigts de la main gauche, qui sont irrévocablement fléchis. »

Dans son ouvrage, dont les matériaux ont été recueillis à Cayenne,
s'il n'a fait que deux ouvertures de cadavres, M SEGOND rapporte
vingt et une observations détaillées de cette maladie. « Il nous eût
«été loisible, dit-il, d'en accumuler ici plus de cent ; » car il a dit
à la page 62 : « Il faut considérer cette maladie comme une des
«grandes calamités, non-seulement de la Guyane, mais de la géné-

usage des moyens actifs contre cette suite affligeante de la colique, ce doit être surtout des remèdes externes qu'on doit choisir. J'ai eu la satisfaction d'apprendre que plusieurs des militaires que j'avais vus

«ralité des pays intertropicaux,» d'où refluent dans nos ports de France grand nombre de malheureux qui en ont éprouvé les terribles effets.

S'il importe d'en apprécier les symptômes pour la mieux traiter, il n'est pas moins urgent de préciser le diagnostic d'une maladie, «plus d'une fois confondue avec l'empoisonnement à *doses brisées,* «dit M. SEGOND. Qui n'aperçoit les déplorables conséquences d'une «pareille méprise! qui ne voit de malheureux nègres accusés «d'avoir attenté aux jours de leurs maîtres! Non, je ne crois pas «écrire l'histoire à ma manière, en soutenant que plus d'un esclave «a payé de sa tête certains caprices de l'atmosphère.

«Ici, ce n'est pas une accusation que je dirige contre les colons; «ils ont cru à l'évidence du crime; les experts *médecins* ne les ont «point éclairés, ils ont dû livrer le *coupable* à la justice.

«Sur les navires, les choses ne revêtent pas la même teinte dra-«matique; si l'équipage d'un bâtiment marchand est tout à coup «frappé de la colique végétale, *le maître coq* passe pour un négli-«gent: on lui retranche le vin, il est appelé empoisonneur, mais «non considéré comme coupable, puisque le crime n'est que dans «l'intention de le commettre.» (*Essai sur la névralgie du grand sympathique,* par SEGOND, docteur-médecin, chargé en chef du service de santé de la marine, à Cayenne (Guyane française), un vol. in-8°; Paris, 1837. Voir aussi le Mémoire sur le *béribéri* de l'Inde, par le docteur MALCOLMSON, couronné par le bureau médical de Madras.)

Le *Journal des Débats* du 20 novembre 1835, à propos de coliques dont trois marins d'un bâtiment du commerce avaient été traités dans un de nos hôpitaux des colonies, contenait, en effet, un avis qui devient bien remarquable par l'espèce d'assurance avec laquelle on attribue cette maladie aux vases de plomb dont on se sert quelquefois pour distribuer le vin aux équipages.

Lorsqu'on songe à l'importance dont il est, même sous le rapport de la médecine légale, de faire connaître en Europe les notions acquises sur ce sujet, et établies sur l'observation rigoureuse, on a lieu d'être étonné de la conduite qu'a tenue à l'égard du présent Mémoire un homme appelé à prendre part aux questions les plus graves de médecine légale qui s'agitent trop souvent devant la cour d'assises de Paris.

dans ce piteux état, en Espagne, s'étaient rétablis
en France.

———

CONCLUSION.

Telles sont les idées que m'a suggérées l'observation des malades atteints de la colique de Madrid. Je m'étais imposé de contempler longtemps les phénomènes de cette maladie sans consulter aucun des nombreux écrits auxquels elle a donné lieu. C'était le moyen de rester à l'abri de toute influence étrangère ou des opinions préconçues. Je crois donc pouvoir dire, avec une conviction qui est en moi le fruit de l'expérience et que mes lectures auraient ensuite augmentée s'il avait été possible, que la colique de Madrid n'est ni *métallique* ni *végétale*. Quelle que soit la ressemblance de cette maladie avec la colique des peintres, fréquente à Paris, avec la colique végétale, familière en Normandie ; avec la colique du Poitou ; avec celle qu'on observe à Vienne en Autriche, en Angleterre dans le Devonshire, je n'en reste pas moins convaincu que celle de Madrid dépend uniquement de l'influence du climat. Si la pathologie de ce genre d'affections est en quelque sorte restée obscure, c'est peut-être parce que ses progrès sont étroitement liés à la connaissance des fonctions et des maladies du système des nerfs de la moelle épinière et du grand sympathique, qui exercent l'un sur l'autre une influence quelquefois si difficile à concevoir. Des faits de cette nature étant donnés, il me paraissait utile d'en chercher l'explication la plus naturelle, pour y rattacher un traitement efficace.

On jugera jusqu'à quel point je me suis approché de ce double but[1].

APPENDICE.

Ce n'est pas seulement à Madrid ou dans ses environs que se voit cette maladie remarquable; d'autres contrées de l'Espagne, ai-je dit, ne fournissent que trop l'occasion de l'observer. M. RAMPONT, frère du professeur qui fut notre digne chef pendant la campagne de 1823, soutint, en juin 1814, devant la Faculté de médecine de Montpellier, des *Propositions sur la colique dite de Madrid, observée à Valence* pendant les mois de février, mars et avril 1812. Ce titre seul indique assez que la colique dont il s'agit peut se voir dans les provinces d'Espagne. Plusieurs dissertations, publiées depuis la guerre de l'indépendance, en contiennent de nombreux exemples. Le rapprochement de ces diverses nuances plus ou moins légères de la maladie, doit beaucoup contribuer à en faire apprécier le plus haut degré d'inten-

[1] Voir FOULHIOUX : Sur les liaisons du grand sympathique avec les renflements des nerfs rachidiens *(Bibliothèque médicale,* avril 1824, et *Journal universel des sciences médicales,* décembre 1824).

TREVIRANUS : *Mémoire sur les organes cérébraux, les nerfs de la vie végétative et sensitive et leurs connexions naturelles.*

Le même : *Rapports mutuels des diverses parties du cerveau et du système nerveux dans les divers degrés de l'échelle animale.*

LOBSTEIN : Article *Trisplanchnique* du *Dictionnaire des sciences médicales,* et les auteurs qui ont traité de la colique dite végétale.

sité, que M. le baron LARREY a si bien envisagé sous le rapport de ses causes (*Mémoires et campagnes*, tom. III; 1812). On se rappelle que MM. ROBILLARD (p. 446) et C....... (p. 447), arrivèrent à Madrid avec ce genre d'affection, venant, l'un de Carthagène et l'autre de Badajoz. A Pampelune, capitale de la Navarre, de nouveaux cas de ce genre durent fixer mon attention, éveillée par les faits que je viens de raconter. Deux compagnies d'artillerie française, vinrent, au commencement de septembre 1827, de Saint-Sébastien, où elles étaient depuis des années, à Pampelune, passant ainsi, en trois journées de marche, d'un port de mer dans une résidence entourée de montagnes. Bientôt quatre ou cinq de ces canonniers, hommes forts et robustes, furent pris de ces coliques, dont le reste de la garnison (3000 hommes) était exempte. L'hiver suivant, je vis la même maladie chez une jeune actrice qui avait déjà résidé à Pampelune, mais qui avait passé l'été à Bilbao, Saint-Sébastien et Vittoria. Je l'observai presque en même temps chez une dame française (Mme R...., femme du payeur) qui était à Pampelune depuis deux ou trois ans. Chez ces deux dames, les douleurs abdominales furent atroces, ce qui n'empêcha pas de porter un pronostic favorable qui se vérifia; la dernière dut, toutefois, rester plus d'un mois au lit, souffrant presque continuellement. Les membres ne furent point entrepris. Mais, chez un malheureux jeune homme, les bras furent paralysés, même sans qu'il y eût eu de douleurs de ventre. Ce fait est assez remarquable sous ce rapport pour que je le mentionne ici avec quelques détails.

*Impotence du bras droit et du bras gauche , qui en était cepen-
dant moins atteint , survenue à des douleurs qui avaient leur
siége dans le cou , à la suite d'une entérite aiguë avec délire.
Guérison.*

Le nommé Demaisières, âgé de vingt-trois ans, soldat au 9ᵉ régiment d'infanterie de ligne, avait été deux fois, et pendant un mois chaque fois, à l'hôpital militaire de Toulouse, dans l'été de 1826, pour des fièvres intermittentes légères, qui n'avaient laissé aucune trace de leur existence. Il arriva à Pampelune à la fin d'octobre 1826.

Le 5 novembre, il entra à l'hôpital, atteint d'une entérite aiguë avec dévoiement, pour laquelle on le tint quinze jours à la diète absolue. On lui appliqua, à plusieurs reprises, cent soixante sangsues sur le ventre et l'épigastre; on lui donna des boissons délayantes, et on lui fit plusieurs fois des affusions d'eau froide sur la tête seulement, parce qu'il y avait du délire, surtout la nuit. Le mal diminua; le 15 décembre, Demaisières mangeait le quart des aliments; le 21, il était à la demi-portion; le pouls était calme, l'appétit bon : la convalescence se confirmait de plus en plus.

Cependant, cet homme restait habituellement au lit. Une douleur au cou, dont il s'était plaint quelquefois, et qui lui tenait cette partie roide, parut être rhumatismale. Vers le commencement de janvier, il y eut parfois, la nuit, des rêvasseries voisines du délire.

Au 10 janvier, ce militaire se levait depuis plusieurs jours. Mais, au lieu de reprendre des forces,

16.

il en perdait, quoiqu'il mangeât la demi-portion, et que le pouls fût calme.

Le 12, il nous dit que son bras droit était faible depuis quelques jours. Le 15, il fut évident pour nous que le bras droit était impotent, ou à peu près paralysé. Ce jour, le bras gauche se rapprochait de cet état; mais la faiblesse y était moins prononcée. On était obligé d'alimenter le malade, car il ne pouvait porter la main gauche à la bouche. Cependant il se levait et se promenait seul dans la salle, et ne souffrait qu'un peu en avalant. Sa maigreur nous empêcha de lui faire appliquer un moxa à la région postérieure du cou, mais on y mit un vésicatoire, puis un cautère fut établi du côté opposé. Le 27, les bras étaient complétement paralysés et flasques, sans douleur; les jambes semblaient aussi s'affaiblir. Demaisières était tombé une fois en allant de son lit jusqu'au poële. En février, les bras, réduits presqu'au volume des os, étaient comme morts. Lorsqu'il était assis, on les lui plaçait sur les cuisses; au lit, sur le ventre, ou à côté du corps. Mais la sensibilité s'y était conservée; pour peu qu'on touchât les doigts, le malade disait le sentir.

Le 8 février, je prescrivis la décoction d'*arnica montana*. Le 25, le malade pouvait manger avec la main gauche. Le 15 mars, il portait aussi la main droite à la bouche. Son état s'améliorait à mesure que nous sentions davantage les approches de la belle saison. L'embonpoint revenait. Selon ses désirs, il partit le 27 mars pour Toulouse, où était le dépôt de son régiment. J'appris dix mois après que ce jeune homme était parfaitement rétabli.

Chez ce malade, les nerfs qui se distribuent aux bras avaient-ils été affectés d'une autre manière qu'ils ne le sont à la suite de la colique de Madrid ? Je ne le pense pas. Tout me porte à rapprocher ce cas de paralysie de ceux qui précèdent. J'ai vu récemment à Montpellier deux exemples de coliques suivies de paralysie beaucoup plus semblables au type fourni par celle de Madrid.

L'un fut offert par M. Lecadre, sous-lieutenant au 26ᵉ régiment d'infanterie de ligne, âgé de quarante ans, qui entra à l'hôpital Saint-Éloi, au commencement de l'année 1834, avec des coliques que nous jugeâmes nerveuses. Il fut pris sous nos yeux, et comme nous l'avions annoncé depuis longtemps, de paralysie des quatre membres, qui persista plus de six mois aux membres supérieurs, la paralysie des extrémités inférieures n'ayant été que de courte durée. Ce fait recueilli par M. Bermond, alors élève interne, a été publié avec tous ses détails dans le numéro de décembre 1834, du *Journal des sciences médicales de Montpellier*.

L'autre exemple du même genre d'affection existait encore lorsque je quittai Montpellier, au commencement de janvier 1836, chez un habitant très-riche de cette ville, âgé de soixante ans.

C'était pour la seconde fois qu'il était dans cet état. Des écarts de régime et de fréquentes alternatives de chaud et de froid auxquelles il s'exposait volontairement, n'étant vêtu que très-légèrement dans toutes les saisons de l'année ; telles étaient, avec une grande susceptibilité nerveuse, les causes qu'on devait accuser d'avoir produit en lui cette maladie. Il y avait deux mois qu'il était paralysé des extrémités supérieures, lorsque je partis de Montpellier pour venir à Strasbourg. La constipation était chez lui opiniâtre, quoiqu'il restât levé chaque jour, et qu'il fît même de fréquentes promenades en voiture, à plusieurs lieues de distance. Je viens d'apprendre (novembre 1837) par des médecins de Montpellier, que ce malade était guéri.

On voit par ces dernières observations que ce genre de maladie peut exister d'une manière sporadique, dans des contrées de la France où l'on n'a pas coutume de la soupçonner, et qu'il pourrait arriver qu'on la reconnût plus fréquemment si on la cherchait avec plus de croyance en sa possibilité. Or, ces recherches éclairées pourraient être d'un grand secours dans la pratique, s'il est vrai, comme l'a dit M. SEGOND, que « cette maladie soit peu connue « par ceux qui l'ont observée, et totalement ignorée « de ceux qui n'en ont lu que des descriptions géné- « rales[1]. »

Pour éviter les répétitions, je crois devoir renvoyer le lecteur à la page 399, où se trouvent des considérations qui lient ce Mémoire à ce qui précède.

Après avoir dit ce qu'est la fièvre typhoïde, j'ai cru devoir dire ce qu'elle n'est pas, aidant ainsi *directement et indirectement* à apprécier sa nature, ou l'ensemble des phénomènes qui la constituent.

[1] Ouvrage cité, p. 89.

POST-SCRIPTUM.

Au mois d'août 1833, j'adressai le Mémoire qu'on vient de lire, à l'Académie de médecine de Paris. On nomma, pour l'examiner, une commission composée de MM. Guéneau de Mussy, Mérat et Ollivier d'Angers, rapporteur. Malgré que M. Ollivier m'eût assuré en mai 1835 que son rapport était prêt, il ne l'a fait à l'Académie que le 28 octobre 1837, ne sentant peut-être pas assez que sa lenteur ayant excité mes réclamations, il ne se trouvait plus dans les conditions désirables pour en parler avec impartialité.

Quoi qu'il en soit, les faits que je viens de rapporter, observés avec soin, après les changements récemment introduits en médecine, ne me paraissent pas être de ceux qu'on ensevelit dans des archives. Luzuriaga, qui vivait à Madrid, avait méconnu leur cause, comme on peut le voir dans son travail publié en 1796. Après avoir détruit toute espèce de doute à cet égard, il importait de soumettre de telles observations aux hommes compétents d'une capitale où l'on est trop disposé à n'attribuer qu'aux particules ou vapeurs métalliques, tout ce qui ressemble aux accidents que nous venons de reconnaître et de rattacher à des influences de climat. Il s'agit ici d'une question qui touche de près aux lois fondamentales de l'organisme, puisqu'elle a trait aux usages du système nerveux en général, et à l'influence que le système nerveux ganglionnaire exerce sur le système nerveux cérébro-spinal, et réciproquement. Cette question, toute académique, paraît n'avoir pas été envisagée comme telle par M. Ollivier. Il ne dit presque rien de ce point important de la science dans son ouvrage *sur les Maladies de la moelle épinière,* dont le titre annonce cependant l'histoire *anatomique, physiologique et pathologique* de ce centre nerveux chez l'homme. Les expérimentateurs font depuis quelques années tant d'efforts pour répandre du jour sur ses fonctions; il y a tant de documents précieux dans l'histoire de ses maladies spontanées, la science en a si grand besoin, que si l'on est étonné que des faits positifs à cet égard aient été passés sous silence dans un ouvrage comme celui dont nous parlons, on ne doit pas être surpris que l'auteur les trouve importuns lorsqu'ils sont articulés par un autre. Dans son second volume (chapitre de la myélite), M. Ollivier cite bien quelques cas dans lesquels on a vu des paralysies commençant quelquefois par les membres supérieurs; mais ces désordres, produits par des causes diverses, s'offrant avec des symptômes différents, et se terminant presque toujours par une mort prompte, ne sont en rien comparables aux exemples que je rapporte; car ceux-ci procèdent d'une affection nerveuse de l'abdomen, se caractérisent par des symptômes malheureusement trop constants, ont une marche assez peu rapide pour qu'on puisse bien la saisir, et se terminent ordinairement d'une manière favorable. M. Ollivier rapporte

un fait fourni autrefois par M. Rullier, de persistance des mouvements dans les extrémités inférieures,
pendant que les extrémités supérieures auraient été
paralysées, et, malgré la presque destruction de la
moelle épinière dans une grande partie de sa longueur. Mais, comme il s'agit d'un homme mort
pendant les progrès d'une gibbosité, quoiqu'il fût
âgé de quarante-quatre ans; comme les extrémités
supérieures étaient *fortement contractées et non paralysées,* comme on ne dit rien des symptômes qu'offrit ce malade pendant les dernières années de sa
vie, ce fait tel qu'il est rapporté, même dans la
troisième édition de l'ouvrage de M. Ollivier, où il
n'est pas moins altéré que dans la seconde, ne
prouve absolument rien, si ce n'est qu'on peut vivre
jusqu'à ce que la moelle épinière ait subi une profonde désorganisation dans une étendue considérable; et il ne prouve guère plus pour la question
dont il s'agit dans le *Journal de physiologie expéri-
mentale,* d'où il est extrait (avril 1823). On se demande dès lors, comment M. Ollivier a pu bâtir sur
cette base, et comment, lorsqu'il s'est montré assez
épris de cet exemple de maladie pour le citer avec
de telles imperfections, il peut déprécier des faits
nombreux, patents, débarrassés de toutes les circonstances qui pourraient en rendre le sens équivoque. S'il en connaît de beaucoup plus parfaits,
que ne les indique-t-il à ses collaborateurs aux dic-
tionnaires de médecine, ouvrages dans lesquels l'histoire de la maladie grave dont nous parlons semble
rétrograder chaque fois qu'on y touche, tant les
artistes qui veulent en offrir le tableau ont la main

peu sûre à le tracer avec ses couleurs naturelles. M. Mérat disait en 1821 (article *Végétal* du *Grand dictionnaire des sciences médicales*) : « Aucun des au- « teurs qui ont traité de la colique végétale, n'en « rapportent des observations détaillées jour par jour, « de sorte que nous manquons de renseignements « bien précis sur sa marche. Nous ne possédons pas « non plus d'ouvertures de cadavres des individus qui « ont succombé à cette affection..... Nous manquons « d'un ouvrage spécial sur cette maladie, et ce serait « rendre un service à l'art que de remplir cette la- « cune. »

Et, lorsqu'en 1833 on offre des faits de ce genre à son examen, il approuve celui qui semble avoir voulu les anéantir. Non contents de s'être payés de mots, et d'avoir essayé d'en payer les autres, les hommes spéciaux de Paris s'arrêtent après avoir articulé dans l'occasion la dénomination de *colique végétale*, comme si elle disait tout, et qu'il n'y eût plus rien à désirer dans l'étude de ce qu'elle indique si mal. Dans les réunions scientifiques, ils se groupent de confiance autour de l'orateur qui va parler sur un sujet si peu familier à leurs recherches, qu'ils dé- clarent n'en avoir jamais pu prendre connaissance par eux-mêmes (M. Mérat), et ratifient d'avance tout jugement qui peut en être porté. C'est s'expo- ser à signer des assertions bien inexactes.

FIN.

TABLE DES MATIÈRES

CONTENUES DANS

LA DEUXIÈME PARTIE.

Pages.

AVANT-PROPOS 267
RÉPONSE à une objection sur ce qui précède. 270
CHAPITRE PREMIER. Considérations générales 273
PREMIÈRE SECTION. Altération en moins de la calorification ou frisson. *ibid.*
DEUXIÈME SECTION. Altération en plus de la calorification . 277
CHAPITRE II. De l'influence des saisons sur la production des maladies, ou des maladies particulières à chaque saison 282
    Printemps. 283
    Été 285
    Automne 286
    Hiver 288
CHAPITRE III. De l'entérite aiguë 291
PREMIÈRE SECTION. De ses causes . . . . *ibid.*
DEUXIÈME SECTION. Description de l'entérite aiguë et autopsie des cadavres 298
TROISIÈME SECTION. Variétés des symptômes et de la terminaison funeste 303
QUATRIÈME SECTION. Appréciation des symptômes. . . . 309
CINQUIÈME SECTION. Traitement de l'entérite aiguë. 1° Hygiénique et général 324
    2° Médical. 327
CHAPITRE IV. Des différences qu'offre la maladie dont il s'agit, selon qu'on l'observe à Paris et dans d'autres contrées de la France. 335
PREMIÈRE SECTION. Différence des causes. . . . . . . *ibid.*
DEUXIÈME SECTION. Différence des symptômes. 339
TROISIÈME SECTION. Synonymie ou différence des dénominations sous lesquelles on l'a désignée 341
QUATRIÈME SECTION. Différence des idées théoriques ou des doctrines émises sur la maladie dont il s'agit 346

Pages.

CINQUIÈME SECTION. Nécessité de tenir compte de l'état de la rate, et manière d'envisager d'autres symptômes différentiels 359

SIXIÈME SECTION. Résumé dans lequel les observations et les opinions des médecins de Paris sont mises en parallèle avec ce qui se passe et ce qu'on est conduit à penser dans le midi de la France et de l'Europe, relativement aux inflammations fébriles et ulcéreuses du canal intestinal 364

SEPTIÈME SECTION. Conclusion tirée des faits contenus dans ce chapitre. 376

HUITIÈME SECTION par erreur (TROISIÈME SECTION). Coup d'œil sur l'entérite ulcéreuse considérée dans d'autres climats ou latitudes. 380

CHAPITRE V. Réflexions auxquelles il est nécessaire de s'arrêter pour lier ce qui précède aux dogmes de la science. 381

PREMIÈRE SECTION. Considérations sur les affections qu'éprouve la membrane muqueuse digestive, sous l'influence des agents physiques généraux, ou par les causes déjà mentionnées . . . . ibid.

DEUXIÈME SECTION. Différences qui résultent, dans les symptômes et dans l'altération des tissus, de la différence du siége de l'inflammation dans l'intestin grêle 391

TROISIÈME SECTION. De la fièvre bilieuse 393

Des fièvres salivaires. 399

Réflexions finales et transitoires à l'étude de la colique de Madrid. 405

APERÇU SUR LA COLIQUE DE MADRID.

CHAPITRE PREMIER. Description de la colique de Madrid . 409

PREMIÈRE SECTION. Idée sommaire ou esquisse de ses traits principaux . . . . ibid.

DEUXIÈME SECTION. Examen détaillé des symptômes qui caractérisent cette maladie (engourdissement, puis impotence des membres, surtout des membres supérieurs). 415

TROISIÈME SECTION. Variétés dans les modes d'invasion, etc. 427

CHAPITRE II. Causes de la colique de Madrid 433

PREMIÈRE SECTION. La plus incontestable c'est le climat de cette ville et des environs. Quoique cette maladie ressemble beaucoup à la colique saturnine, on ne peut l'attribuer à des oxides métalliques comme l'a fait LUZURIAGA . . . . ibid.

DEUXIÈME SECTION. Particularités du climat de Madrid . . 439

Son influence rendit malades de la même manière grand

Pages.

nombre d'Espagnols dont la plupart, à la vérité, n'étaient
dans cette ville que depuis un an ou moins 444

CHAPITRE III. Histoires particulières et autopsies cadavériques 452

CHAPITRE IV. Diagnostic. Différentiel et intégral 479

La colique de Madrid est une maladie essentiellement
nerveuse 484

CHAPITRE V. Pronostic 496

CHAPITRE VI. Traitement de la colique de Madrid. Le meilleur moyen de la faire cesser, c'est de se soustraire à
l'influence du climat en changeant de résidence. Le
traitement doit être plus calmant qu'antiphlogistique . 497

CONCLUSION. — Cette maladie n'est ni *métallique* ni *végétale*. Son histoire est propre à répandre du jour sur
l'influence qu'exerce le système nerveux ganglionnaire
sur le système nerveux cérébro-spinal et réciproquement. 506

APPENDICE. — Faits observés dans diverses provinces d'Espagne, et, par l'auteur, à Pampelune en Navarre . . 507

Faits semblables récemment observés par l'auteur à
Montpellier 511

Réflexions finales afférentes à l'affection dite fièvre
typhoïde 512

POST-SCRIPTUM où se trouve réfutée l'opinion décisive de
médecins qui n'ont jamais eu occasion de voir la maladie dont il s'agit. 513

FIN DE LA TABLE DES MATIÈRES.

ERRATA.

Page 75, au lieu de ce qui en est, *lisez :* ce qui est.

Page 252, en bas, au lieu de qu'elle impose, elle prescrit, *lisez :* qu'il impose, il prescrit.

Page 302, ligne 18, au lieu de affectées, *lisez :* affectés.

Page 308, ligne 23, au lieu de bien de conjectures, *lisez :* bien des conjectures.

Page 380, au lieu de TROISIÈME SECTION, *lisez :* HUITIÈME SECTION.

Page 404, ligne 5, au lieu de sans avoir de symptômes, *lisez :* sans avoir vu.

Page 410, ligne 8, au lieu de convalescences, *lisez :* convalescents.

Page 474, ligne 5, au lieu de dans leur intérieur, *lisez :* dans son intérieur.

Page 485, en bas, au lieu de *mors spasmos colvit*, *lisez :* solvit.

Page 486, ligne 2, au lieu de ou les plexus hépatiques, *lisez :* ou du plexus hépatique.

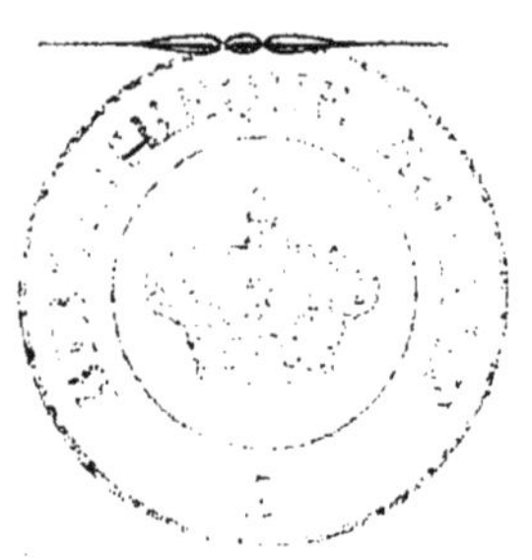